젊게, 오래 살려면
폐를 지켜라

DIE ATEMBERAUBENDE WELT DER LUNGE:
Warum unser größtes Organ Obst mag, wir bei Konzerten husten müssen
und jeder Atemzug einzigartig ist
by Dr. med. Kai-Michael Beeh

한 권으로 끝내는 호흡기 사용설명서

젊게, 오래 살려면
폐를 지켜라

카이 미하엘 베에 지음

진성림 감수 ✦ 노선정 옮김

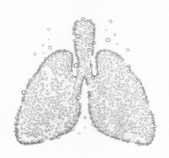

쌤앤파커스

전염병과 미세먼지로부터
폐를 지키는 법

코로나19의 세계적인 유행으로 수많은 사람이 소중한 생명을 잃고, 전 세계가 경제위기와 보건의료의 심각한 위험 속에 놓였다. 심지어 미세먼지까지 온 하늘을 뒤덮었다. 그러고 나서야 우리는 그동안 잘 몰랐던 호흡기 질환과 폐의 기능에 관심을 두게 된 것이다. 하지만 의학적 지식이 없는 일반인들이 쉽게 이해할 수 있는 책을 찾기란 어려운 것이 여태까지의 현실이었다.

《젊게, 오래 살려면 폐를 지켜라》는 그런 갈증을 풀어주는 매우 반가운 책이다. 독일의 호흡기내과 전문의가 한평생 폐 질환자를 진료하면서 터득한 폐에 대한 깊은 통찰을 한 권에 담았다. 저자의 탁월한 식견은 그동안 우리가 폐에 대해 잘 몰랐던 전문지식을 매우 쉽게 풀어주는 의사의 전문성뿐만 아니라, 전문 작가의 글로서 우리에게 다가온다. 폐의 해부학적 구조와 주요 호흡기 질환을 독자들이 알기 쉽도록 적절한 비유를 들며 재미있는 이야기로 풀어나간다.

본문에는 호흡기에 대한 의학적 지식의 정수뿐 아니라, 사람에 대한 따뜻한 인간애가 곳곳에 스며들어 있다. 특히 반드시 인류의 폐 건강을 지키고자 하는 저자는 '왜 금연이 우리의 건강을 지켜주는가'에 대한 일관성 있는 주장과 논리적이고 객관적인 자료를 통해 경각심을 일깨워준다.

마지막으로 이렇게 귀한 글을 독자들에게 소개하고, 감수할 기회를 준 출판사에 심심한 감사의 뜻을 표한다. 28년 동안 의사의 삶을 살아오고, 22년 동안 호흡기내과 전문의로서 수많은 환자를 진료해온 나로서는 오랜 가뭄 끝에 단비를 만난 것 같은 시원함을 느꼈다. 아무쪼록 독자들의 건강과 행복을 기원하며 감수의 글을 마친다.

고운숨결내과 원장, 호흡기내과 전문의 진성림

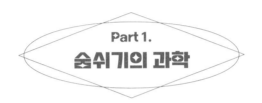

Part 1.
숨쉬기의 과학

1. 폐의 설계와 구조

2. 호흡기 탄생의 비밀

3. 폐의 면역체계

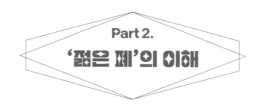

Part 2.
'젊은 폐'의 이해

4. 호흡의 단순한 일상

5. 통증을 느끼지 못하는 폐

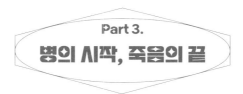

Part 3.
병의 시작, 죽음의 끝

9. 호흡이라도 늙지 않으려면

먼저 깊게 숨을 들이마시세요

전 세계적으로 내면을 가꾸는 게 유행인 듯합니다. 얼마 전까지만 해도 인간 장기에 대한 탐구는 의료인, 생명과학 교사, 건강염려증 환자들만의 전유물이었는데 말입니다. 그래서인지 최근 들어 심장, 피부, 위장 등에 관한 책을 흔하게 볼 수 있습니다. 심지어 베스트셀러에 오르기도 하죠.

  이제부터 저는 '폐'에 대해서 쓰려고 합니다. 수많은 장기 중에 왜 하필 폐냐고요? 이유는 간단합니다. 바로 제가 폐 전문의이기 때문입니다.

의대 교육 시스템은 어떤 것이든 반드시 전문화되도록 강제합니다(그러려고 가는 거지만요). 어쩌다가 하나의 전문 분야로 들어오면, 전문의 자격시험 전까진 다른 곳으로 가지 못합니다. 어느 하나의 장기 혹은 장기체계에만 몸 바쳐야 합니다. 그러고 나서도 계속 거기 머무는 거죠. 물론 정말 가끔은 그 분야에 대한 사랑이 싹트기도 합니다.

그 사랑이 계속되면 최선의 경우 명의名醫가 되지만, 최악의 경우 자신의 분야밖에 모르는 고집불통이 됩니다. 이런 사람에게는 의학이, 서적에 정의된 딱 그 정도에서 끝나버립니다. 흉부에 통증이 있다고? 심장이 문제군! 호흡곤란을 겪었다고? 심장이 원인이야! 소변을 볼 때 아프다고? 물론 심장 탓이지! 아니면 이러기도 합니다. 흉부 통증? 신경성일 거야. 호흡곤란? 분명히 신경성일 거야. 소변을 볼 때 아프다고? 의심할 거 없이 신경성이지….

만약 의대생 시절 저에게 가고 싶은 과를 묻는다면, 질긴 수세미 같은 질감에 연골 같은 내용물로 이루어진 볼품없고 미끄덩거리는 '폐'는 분명 저 맨 뒤쪽 어딘가에 후보로 올랐을 겁니다. 그런데 왜 폐에 대한 책을 쓰냐고요? 어찌 됐든 지금의 저는 이 분야에 대해서만 전문지식을 가지고 있고, 다른 분야는 잘 모르기 때문입니다. 또 폐에 대해서는 딱히 비교당할 만한 책이 아직 출간되지 않은 것도 이유긴 합니다.

그리고 이건 제 주관적인 생각입니다만, 폐는 인체에서 가장 중요한 장기입니다. 어떤 방식으로든 거의 모든 질병의 원인은 폐와 호흡기 체계에서 찾을 수 있습니다. 질병 자체가 호흡기 체계에서 발생하거나, 호흡기 체계와 연관 있습니다. 물론 저의 개인적인 평가를 배제하고도 폐를 자세히 살펴보는 일은 필요합니다.

그럼 이제 '왜 폐에 대한 책을 쓰는가?'라는 질문에 대한 객관적인 대답을 해야겠죠. 우선 전 세계적으로 매년 수백만 명의 사람이 호흡기 증세로 병원을 찾습니다. 폐렴, 결핵, 천식 같은 거죠.

결핵은 절대 19세기 문학에서나 볼 수 있는 유물이 아닙니다. 여전히 수백만 명의 사람을 죽이고, 병들게 하고 있습니다. 더불어 미세먼지 등으로 인한 대기오염이 우리 폐에 어떤 영향을 미치는지 자각할 필요가 있습니다. 이미 매년 수백만 명의 사람이 대기오염으로 사망합니다. 담배 연기는 일단 접어두더라도 그렇습니다.

어느덧 폐도 '자기 PR'이 필요한 시대입니다. 어느 기관에서든 금연 캠페인 말고는 그럴듯한 홍보를 하지 않기 때문입니다. 경미한 폐 질환은 조기 발견해도 담배나 끊으시라는 간단한 조언으로 끝나고, 마땅한 지원을 받지 못합니다. 계속해서 증가 추세인 발병 사례에도 불구하고 다른 내과 과목에 비하면 형편없이 낮은 수준입니다.

폐는 우리 몸을 구성하는 장기 중 가장 필수적인 요소입니다. 하지만 강하지 않습니다. 너무나 조용하고, 너무나 보잘것없고, 너무나 겸손합니다. 다른 주요 장기들과 경쟁조차 하지 못합니다. 어쩔 수 없습니다. 심장도 아니고 뇌도 아닌 데다가, 감각기관도 아니어서 피해 보았을 때 우리를 공황으로 빠뜨리지 않기 때문입니다.

하지만 아주 중요한 비밀이 숨어 있습니다. 우리는 스스로 눈치채지 못하는 사이 폐 기능의 3분의 1을 잃을 수도 있습니다. 어떻게 모를 수 있냐고요? 쿡쿡 쑤시지도 않고 아프지도 않으며 부러지거나 찢어지지도 않으니까요.

폐는 마치 과하게 조용한 룸메이트 같습니다. 같이 있다는 것은 알고 있지만, 소리를 듣지도 모습을 보지도 못합니다. 폐는 통증을 느끼지 못하고, 우리는 폐를 느끼지 못합니다. 악성 종양이 폐 안에 자라면 경계를 넘어설 때가 돼서야, 즉 늑막이나 흉골까지 암이 전파돼야 비로소 아프기 시작합니다.

폐는 우리를 위해 숨 쉽니다. 요람에서 무덤까지. 항상 여기 있고, 항상 연관되어 있습니다. 질식의 위험에 처한 미숙아에게도, 어린아이들이 울음을 터뜨릴 때도, 변덕스러운 10대들의 한숨에도, 임산부의 헉헉대는 신음에도, 잠든 사람의 조용하고 고른 숨소리에도, 죽어가는 이의 마지막 호흡에도 폐가 있습니다.

우리의 폐는 꼭 필요한 에너지를 제공하는 연료 공급자 그 이상입니다. 폐를 건강하게 지키는 것은 아주 중요합니다. 그래서 이 책에서는 폐에 어떻게 병이 생기는지, 어떤 영향과 결과를 초래하는지, 그리고 무엇보다도 그 병을 이겨내기 위해 무엇을 해야 하는지 설명합니다. 이제는 알아야 합니다. 건강한 폐는 신체적 능력의 중요한 원천입니다. 그러니 부디 조심조심 정성스럽게 다루세요. 폐는 보호가 필요합니다. 너그러운 칭찬이 필요합니다.

잠깐, 먼저 깊게 숨을 들이마시고 나서 독서를 시작하세요!

Part 1.
숨쉬기의 과학

1.

계의 설계와 구조

잠시 건축가가 되었다고 상상해보세요. 우리는 지금 건축 사무실의 제도용 책상 앞에 앉아 있고, 제작된 폐를 넘겨야 하는 일정이 이번 주로 임박했습니다. 애당초 폐는 이상한 구조물입니다. 물리적 안정성을 이루기엔 복잡하고, 다른 장기들과는 비교 자체가 불가능합니다. 그럼 어떻게 하면 이 장기를 흉곽 안에 안정적으로 자리 잡게 할 수 있을까요?

　다른 장기를 예로 들어볼까요? 뇌는 껍데기 속 굴처럼 꼼짝하지 않습니다. 그리고 저 아래 난 큰 구멍에 뿌리를 몇 개 내려 척수에 꽂고 있죠. 그럼 간과 창자는요? 이 장기들은 겉보기엔 좀 아무렇게나 복강과 골반 안에 들어 있는데, 그 위에는 횡격막이 뚜껑처럼 엎어져 있고, 앞은 복벽이 지탱하고 있어 안정적입니다.

하지만 폐는 어떤가요? 일단 겉모습은 만들다 실패한 간의 쌍둥이 같습니다. 폐는 우측으로 3개의 엽, 좌측으로 2개의 엽으로 이루어져 있습니다. 애초에 조물주는 간과 폐를 분리하려다 잊어버린 걸까요? 왜 폐가 간에 붙어있을까요?

그리고 내부를 보면, 여긴 죄다 연골투성이입니다. 먹을 수도 없습니다. 중앙에는 연골조직으로 된 15cm의 긴 관이 하나 나옵니다. 이건 뭐 기린 목인가요? 어떻게 하면 이 흐늘흐늘한 장기에 형태를 줄 수 있을까요? 충분한 안정성을 갖추고, 활동성을 유지하게 해서, 흉곽이 수축하고 팽창할 때마다 이 장기 본연의 기능을 하게 만들 수 있을까요?

확실히 인간이 이룰 수 있는 일은 아닙니다. 대자연이나 가능한 거죠. 폐는 더 상세히 살펴보고 싶게 만드는 멋진 집입니다. 그 안에서 일도 하고 쉬기도 합니다. 희망이 있고, 하지만 애석하게도 너무나 자주 실패가 일어나는 곳입니다. 안으로 들어가 보세요. 놀랍고 신기할 겁니다. 그리고 이 집과 조금 사랑에 빠지기도 할 겁니다.

"무엇이 좀 보이나요?"
"네, 신기한 것들이 많아요!"

호흡기계는 어디서부터 시작될까요? "입에서부터요."라는 대답이 일반적일 겁니다. 하지만 그건 틀렸습니다. 물론 우리가 숨을 쉬거나, 입맞춤하거나, 담배를 피우느라 입을 남용하기는 합니다만, 해부학상 입은 소화기관에 속하기 때문입니다. 현미경으로 보면 입은 기관지보다 창자에 더 가깝습니다. 영양분 섭취에 종사하지, 호흡하는 기관이 아닙니다.

조물주는 우리가 '코로 숨 쉴 것'과 '입으로 숨 쉬지 않을 것'을 원했습니다. 호흡기계는 코부터 시작되기 때문입니다. 그럼 이제 다음은 어떻게 될까요? 설명하기 쉬운 아주 좋은 방법이 있습니다. 자, 이제부터 호흡기로 여행 떠난 산소 분자 하나를 따라가도록 합시다.

코는 상부 호흡기계의 시작입니다. 여행길에 오른 우리의 산소 분자는 콧구멍부터 시작해서 코 전정(연골에 둘러싸인 비강의 앞쪽 부분)과 갑개(코안 바깥쪽 벽의 두루마리 형태의 얇은 골판)의 구릉형 단면을 지난 뒤, 콧구멍 뒤쪽을 지나 비인두에 이릅니다. 여기서는 방향을 잘 유지하는 게 관건입니다. 소화관의 흡입 경로와 호흡관이 교차하기 때문입니다. 그리고 보통 문제가 되는 경우 후자에게 선행권이 있거든요.

식도는 흡입 경로를 따라 위장으로 향합니다. 식도는 목 뒤쪽, 척추 바로 앞에 있고, 아래로 곧바로 이어지는 기도를 포함한 후두는 식도 앞에 있습니다. 후두는 무언가를 삼킬 때마다 혀 뒤편에 붙어있는 후두개 연골에 의해 꼭 닫힙니다. 그 말은 즉, 무언가를 삼키는 동안 숨을 쉴 수 없다는 것입니다. 그 반대의 경우도 마찬가지입니다. 만약 제 말을 못 믿으시겠다면 한번 시도해보세요. 기침만 잔뜩 날 겁니다.

우리의 산소 분자가 운이 없다면 이 지점에서 식도로 잘못 삼켜질 수도 있는데, 그러면 이번 여행의 가장 흥미로운 부분을 놓치게 됩니다. 하지만 우리의 분자는 정확하게 길을 통과해 기도에 다

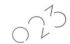

다릅니다. 여기서부터 이 여행에서 가장 길고도 당황스러운 부분입니다. 바로 기관지를 통과하는 길입니다. 기관지는 하나의 시작점을 가졌지만, 최소 4억 개의 폐포에서 끝나거든요. 이것들이 우리 여행의 종착역입니다.

폐포로 가는 길에서 우리의 기도는 여러 갈래로 나뉘고, 점점 좁아지며 질겨집니다. 이렇게 길이 갈라지는 일은 총 23번 일어나는데, 우리의 분자는 그때마다 어느 길로 갈지 결정을 내려야 합니다. 오른쪽으로 갈 것인지 왼쪽으로 갈 것인지, 23번 고민하고 나서야 도착하는 마지막 길은 막다른 골목입니다.

우리 폐 안에는 약 900만 개의 막다른 골목이 있고, 각각 골목마다 마치 포도송이처럼 그 끝의 주위로 배치된 40개의 주차장을 갖추고 있습니다. 폐포 혹은 'alveoli'라고 부르는 곳입니다. 좀 대견하지 않나요? 혼자 여행을 떠난 우리의 산소 분자가 거의 4억 개나 되는 주차장 중에 하나를 선택할 수 있다니 말입니다.

하지만 알베올리는 엄격히 말해 진짜 주차장은 아니어서, 어쨌든 무언가 머물게 하려고 존재하지는 않습니다. 오히려 최종 목적지로 가는 길에 들르는 일종의 톨게이트 같은 곳입니다. 오로지 알베올리에서만 산소와 이산화탄소의 교환이 이루어지기 때문입니다.

우리가 호흡하는 통로

혹시 시간 많으세요? 그렇다면 어서 오세요. 제가 아주 멋진 기차 여행을 준비했거든요. 망설이지 말고 얼른 앉으세요. 긴장되나요? 걱정하지 마세요. 그렇게 빨리 달리지 않을 거니까요.

"다른 승객들은 누구죠?"

"공기의 구성분들이죠. 질소, 산소, 이산화탄소도 조금 있고. 그렇게 신경 안 쓰셔도 돼요."

"아 그렇군요…. 근데 왜 벌써 멈추나요?"

"제일 먼저 볼거리가 있어서요. 여기서부터 15cm 뒤에, 기관은 폐 오른쪽과 왼쪽의 기관지들로 나뉘어요."

"우린 오른쪽 길로 가나요? 아니면 왼쪽 길로?"

"아무래도 상관없어요. 다 똑같이 생긴걸요."

"그 안에서 길을 잃을 수도 있나요?"

"아뇨. 음… 그래도 뭔가 이상한 기분이 든다면 무조건 앞으로만 가세요. 터널과 터널 사이에 통하는 길은 없거든요."

"기억하기 편하네요."

"앞으로 길이 자주 갈라져요. 갈림길을 23번 지나면 목적지에 도착할 거예요."

"아, 그래요."

"벌써 다음 갈림길이네요. 여기서부터는 엽기관지lobe bronchus 라고 부르는데, 각각의 폐엽에 공급을 담당하기 때문에 붙은 이름이에요."

"흥미롭네요."

"오른쪽 폐는 3개의 엽(우상엽, 우중엽, 우하엽)으로 되어 있어요. 그런데 왼쪽 폐는 2개의 엽(좌상엽, 좌하엽)으로만 이루어져 있어서 조금 작습니다. 저 뒤로 벌써 다음 갈림길이 보이죠? 구역기관지 segmental bronchi예요."

"아이고, 이제 점점 좁아지네요."

"맞아요. 지금 우리는 구역기관지의 4번째 갈림길에 있어요. 여기까지 기관지 내시경이 닿죠. 그 뒤로는 안 닿아요."

"내시경으로 전부 다 볼 수 있는 줄 알았는데요."

"아직은 아주 작은 부분만 검사할 수 있어요. 그래서 기관지 내시경은 보통 다른 검사들을 보완하는 장치 정도로 사용돼요. 아, 이리 오세요. 여기서부터 세기관지bronchiole, 작은 기관지라고 불러요. 세기관지는 17번째 갈림길까지 계속되고, 점점 더 좁아집니다. 기관지의 벽들은 마치 크루아상 반죽처럼 돌돌 말려있어요. 점점 더 얇아지고 미세해지죠."

"작은 연골도 이제 안 보이는데요?"

"네, 맞아요. 기관지를 둘러싼 연골격은 10번째 갈림길에서부터 완전히 사라집니다. 그 대신에 링 형태의 근육층이 세기관지 주위를 싸고 있어요."

"무슨 일을 하는데요?"

"근육이라면 다들 하는 일이죠. 당겨주고 다시 이완하고, 그렇게 해서 세기관지의 직경과 공기흐름이 조절되는 거예요."

"그건 어디에 좋은 거죠?

"글쎄요."

"네?"

"몰라요. 제가 멍청해서 그런 게 아니라, 정말 아무도 모릅니다. 건강한 사람은 세기관지 직경이 변하지 않거든요. 이건 우리 모두에게 주어진 수수께끼예요. 위에서는 기관지를 단단하게 지탱하고 개방하기 위해 몇km나 연골이 구축되지만, 여기 아래엔 아무것도 없죠. 그 대신에 링 모양의 근육이 말썽을 일으킵니다."

"말썽이요? 왜요?"

"이 녀석들이 가끔 히스테리를 부려요. 제어되지 않고 마구 경련을 일으키는 거죠. 그렇게 되면 공기가 부족해져요. 아! 주변에 천식 환자가 있으면 물어보세요."

"이상하군요…. 이젠 우리 어디쯤 와 있죠?"

"17번째 갈림길이요. 직경은 0.5mm 미만이에요."

"여기선 점액을 거의 볼 수 없네요."

"건강한 사람에게는 거의 없죠. 기관지 분비샘은 하루에 50mL 미만의 양을 생산해요. 코에 비하면 매우 적은 양이에요."

"기관지염에 걸리면요?"

"그땐 완전히 다르죠. 날마다 300~400mL가 생기니까요."

"위험하게 들리네요."

"위험은 자리에 따라 다르죠. 여기 아래 작은 호흡기관 안에서는 점액이 문제를 일으킬 수 있어요."

"여긴 정말 좁네요."

"맞아요. 기관지 벽이 조금만 부어도, 점액 덩어리만으로 꽉 막히죠."

"여기보다 더 좁아지나요? 슬슬 기분이 좋진 않네요."

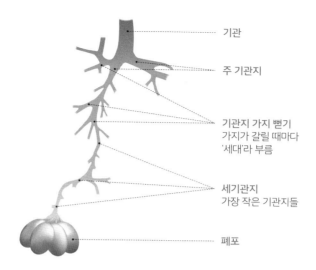

기관

주 기관지

기관지 가지 뻗기
가지가 갈릴 때마다
'세대'라 부름

세기관지
가장 작은 기관지들

폐포

[그림 1] 기관지 시스템의 가지 뻗기. 기관 내의 출발부터 길의 마지막 주머니 형태의 폐포에 이르기까지 호흡의 길은 총 23번 분할된다.

"곧 끝나요. 보이나요? 저 뒤에 18번째 갈림길."

"저건 뭐죠? 벽에 주머니들이 주렁주렁 달렸네요?"

"폐포예요. 여기서부터는 좀 넓어져요. 세기관지마다 각각 저런 주머니들을 40개씩 가져요. 상당히 많은 양이죠? 거의 총 4억 개의 폐포가 되니까요."

"굉장하군요. 근데 왜 필요한데요?"

"가스교환을 하는 거예요. 산소가 들어가고 이산화탄소는 나가고."

"여기서 호흡이 이루어진다는 건가요?"

"그런 셈이죠. 그래서 세기관지는 17번째 갈림길부터 호흡기관지라고도 불러요. 하지만 일단 작은 규모로요. 원래 호흡은 폐포주머니의 가장 마지막에서 일어나니까요."

"저 뒤에서요? 뭐가 이렇게 정신없나요."

"굉장히 질서정연한 상태인걸요?"

"그래요…? 알겠어요."

"걱정하지 마세요. 우린 다 왔으니까요."

"정말 빠르네요. 여기선 얼마나 머무르죠?"

"아무리 길어봤자 1초가 될까 말까 한 시간이에요. 이 시간 동안 산소 입자들이 혈관조직으로 들어가고 이산화탄소가 나와요."

"아, 그렇다면 빠른…"

"그렇게 극적인 것은 아니에요. 10개 중 1개의 입자만이 들어가고 나가거든요. 다른 것들은 기다리고요."

"그건 또 왜죠?"

"언제나 일정한 양의 공기만이 폐포 속에 머물러야 해서요. 날숨 때에도 마찬가지예요. 안 그러면 여기 모든 게 무너져요. 혹시 무엇이 이 전체 구조를 떠받들고 있다고 생각하세요? 여기 뭐, 지지대 같은 게 보이나요?"

"아니요. 벽에 얇은 점액층만 보여요."

"맞아요. 그 점액을 폐계면활성제라고 불러요. 모든 폐포를 안에서부터 아주 얇게 덮고 있고 견고하게 보호하죠. 굉장할 게 없어 보이지만 효과가 매우 높아요. 폐계면활성제가 결여된 사람은 모든 게 서로 엉겨 붙어버릴 정도예요."

"질문 하나만 해도 되나요?"

"뭐든지요!"

"좀 빨리 진행돼야 할 때는 어떻게 하죠?"

"육체가 힘을 써야 할 때를 말하나요? 그럼 여기 눈금이 하나 더 추가됩니다. 지금은 1분당 약 300mL 산소가 피 안으로 들어가는데요. 맥주 1잔 정도의 양이죠. 하지만 힘을 좀 써야 한다면, 6L는 돼야죠."

"굉장하네요."

"다른 한편으로는 산소가 너무 많은 것도 별로 좋지 않아요."

"신선한 공기는 많이 마실수록 좋은 줄 알았는데요?"

"농도에 달려 있어요. 너무 높은 농도의 산소는 독이 되기도 하니까요."

"독이요? 그게 가능한가요?"

"공기 중 산소 농도가 높을수록 점점 더 많은 유리기free radical가 형성되거든요."

"유리기? 그건 또 뭐죠?"

"산소 분자 중 몇 개가 제어력을 잃고 마주치는 모든 것을 공격하는 거예요."

"그걸 방지할 수 있나요?"

"당연히 있다마다요! 폐는 모든 장기 중에서도 가장 좋은 보호력을 가지고 있어요. 계속해서 산소를 다루어야 하니까요. 폐에는 유리기를 잡는 장치가 있어요. 여기에는 그런 게 엄청나게 많은데, 그중에서도 특히 폐포 안에 있어요. 그들이 유리기를 잡아서 중성화시키죠."

"그게 잘 돼요?"

"잘 되죠. 다른 유리기들이 진격하지 않는 한요. 그렇게 되면 위험합니다. 담배 연기. 스모그. 이것들은 거대한 유리기 원심분리기예요. 아이고, 이제 위로 갑시다. 시간이 다 됐네요."

"질문 하나만 더요."

"꼭 하셔야 한다면."

"여기서는 여러 가지 일이 일어나는데, 저리로 가는 길에는…"

"네?"

"저기에는 아무도 안 사나요? 난 아무도 보지 못했거든요. 이상하잖아요."

"아무도 못 보셨다고요? 당연하죠! 괜히 VIP 가이드겠어요? 여기 주민들은 밖으로 못 나오게 했죠."

"누가 살긴 산다는 거군요."

"살다마다요. 괴상한 형체들이 많이 있지요. 많은 것이 평화롭고 그 자체로 이상적이지만, 어떤 것들은 완전히 미쳤죠. 안 보는 게 나아요."

폐와 그 이웃들

이웃과 좋은 관계를 유지하는 것은 아주 중요하지만, 대부분 매우 힘듭니다. 층간소음, 흡연 여부 및 장소, 친절을 빙자한 부담, 마주칠 때 멋쩍은 인사 등. 적당한 이해관계 속에서 맞춰가야 할 것이 너무 많습니다.

생물학적 체계 역시 제 기능을 다 하려면 협동해야 합니다. 어느 옛날 진화 과정 중 몇몇 단세포 생물들은 이웃과 끝나지 않는 분쟁에 잔뜩 지쳤습니다. 다세포 유기체로 살아가는 편이 더 용이하겠다는 결정을 내렸어요. 하지만 애석하게도 얼마 지나지 않아 다른 단세포들도 서로 협동하겠다고 나섰습니다. 이 협동 체제는

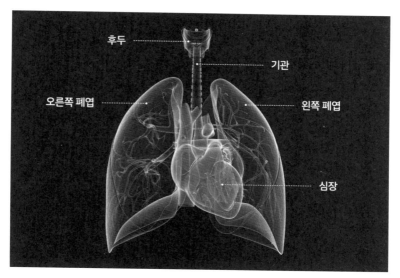

[그림 2] 오른쪽 및 왼쪽 폐엽은 중앙에 위치한 심장을 싸고 있다. 위쪽으로는 기관과 후두가 기도를 구강과 연결한다.

점점 더 커져 결국에는 복잡한 유기체가 생겨났습니다. 그 결과 척추동물에 이어 인간이 나타났죠.

폐는 '호흡'이라는 기능을 가졌습니다. 생명을 좌우할 만한 것이죠. 우리는 폐 없이 살 수 없습니다. 뇌는 산소 없이 고작 몇 분 정도가 한계고, 심장 역시 폐가 공급해주는 연료 없이는 순식간에 멈춥니다.

이렇듯 폐는 다른 장기들과 긴밀한 관계를 맺고 있습니다. 특정 이웃에게는 특별히 종속되어 있기도 하죠. 흉곽은 폐가 상처를 입지 않도록 보호합니다. 횡격막은 호흡운동의 기계적 펌프 역할을 합니다. 더불어 심장도 마냥 폐의 도움만 받는 것은 아닙니다. 폐 내부에서 산소를 운반하고 순환해주는 원료, 즉 혈액을 공급해주니까요.

폐는 뼈로 이루어진 흉곽으로 완전히 싸여 있습니다. 앞에서 언급했던 건축상의 문제를 기억하나요? 형체가 없는 폐를 어떻게 흉곽 안에 단단히 붙들어 맬 수 있을까요? 간단하게 예를 들어보자면, 마술에 전혀 재능이 없는 일반인이라 할지라도 고전적 풍선마술을 아실 겁니다. 바늘로 풍선을 찌를 지점에 테이프를 붙이면, 바로 그 지점을 찔러도 터지지 않죠. 복벽과 폐는 그런 관계에 있습니다. 두 장기 위로는 마치 테이프처럼 매끄럽고 얇은 피부가 덮여 있는데, 이게 바로 늑막입니다.

늑막의 한 부분은 뼈로 이루어진 흉벽을 안으로부터 덮어서 입히고, 다른 부분은 폐의 표면 전체를 뒤덮고 있습니다. 두 층 사이의 틈은 얇은 액체 필름을 지니고 있습니다. 이제 이 느슨한 결합을 진공포장 기계에 연결했다고 생각해보세요. 폐는 벌써 흉벽에 딱 달라붙었습니다. 이 천재적인 구조를 통해 폐는 숨을 들이마시고 내쉴 때마다 자동으로 흉곽의 움직임을 따르는데, 정말 윤활유를 바른 듯 매끄럽게 움직입니다.

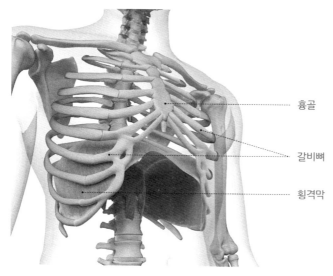

흉골

갈비뼈

횡격막

[그림 3] 뼈로 이루어진 흉곽과 횡격막. 평평한 횡격막 근육은 흉곽의 열린 부분 아래에 천막과 같이 펼쳐져 있고, 흉부 장기와 복부 장기를 나눈다.

여기서 하나 흠이 있다면 이 결합이 오로지 진공을 통해서만 점착한다는 것입니다. 또한 비상시를 대비한 계획이 존재하지 않기 때문에 위험하기도 합니다. 만약 흉벽과 폐 사이의 틈으로 공기가 들어간다면 폐의 윤활유 작용은 끝장납니다. 폐는 곧 젖은 보따리처럼 푹 주저앉습니다. 그 결과가 바로 기흉인 거죠.

기흉은 흔히 폐에 상처가 나면 생깁니다. 흉곽이 상처가 나지 않도록 보호해주고 있긴 합니다만 너무 센 압력을 받거나, 아주 날카로운 물건으로 찌른다면 장담할 수 없죠. 물론 너무 걱정하지 않아도 됩니다. 흉곽의 형태는 매우 견고하니까요. 특히 압력에 대한 내성에 최적화되어 있습니다.

흉곽은 12개의 갈비뼈가 새장 같은 구조물로 창살을 이루고, 그 안의 폐는 숨을 들이마실 때 늘어났다가 숨을 내쉴 때는 줄어듭니다. 12개 중 위에서부터 7개의 갈비뼈는 '진짜' 갈비뼈로서, 신체의 뒤쪽 면에서 관절을 통해 구축되어 유연한 움직임이 가능합니다. 하지만 앞쪽은 흉골에 뻣뻣하게 고정되어 있습니다.

나머지 '가짜' 갈비뼈(8번에서 12번)는 흉골에 스스로 붙어 있는 게 아니라, 연골 교각을 통해 흉골과 연결되어 있거나 흉벽 내 허공에서 끝나고 맙니다. 이러한 구조는 외부로부터의 압력에 충분한 내성을 보장하고, 호흡운동을 위한 충분한 유연성을 제공합니다. 그렇다면 이 구조는 극단적 상황에서 얼마나 견고할까요? 그런 상황을 어떻게 견딜까요? 궁금하죠?

정신 나간 연구자들?
시체로 자동차 안전 실험!

'시체로 실험한 연구자들!?' 1993년 11월, 한 신문에 이런 헤드라인이 걸렸습니다. 하이델베르크대학의 연구자들이 압력 부하 테스트를 할 때 시체를 사용한 게 드러났습니다.

　이 연구자들은 여러 구의 시체를 좌석에 묶어 놓고, 장애물을 향해 빠른 속도로 차를 몰았습니다. 그러고 나서는 즉시 시체들을 부검하여 갈비뼈의 부러짐이나 내부 상처들을 기록했습니다. 또 시체를 단단한 받침대 아래에 놓고, 흉골의 중앙 부위를 눌러 우지끈하고 부서질 때까지 압력을 가했습니다. 고어 영화 대본같이 들리는 이 이야기는 생체역학이나 외상역학 교재에서 누구나 쉽게 접할 수 있는 사례들이며, 아직 50년도 채 되지 않았습니다.

이 실험을 뒷받침하는 학문적 논리는 간단합니다. 뼈가 얼마만큼 감당할 수 있는지 제대로 알려면, 뼈가 부러질 때까지 구부려야 한다는 것입니다. 그리고 당연히 살아있는 개체보다 시체로 실험하는 것이 더 용이합니다. 그와 동시에 이와 같은 실험들은 의학계에 근본적인 질문을 던집니다. 이렇게 해도 되나요? 이렇게까지 해야 하나요?

만일 그렇다고 대답한다면, 누가 그것을 결정할까요? 이 수단은 어떤 목적을 위해서 정당화될까요? 만일 윤리가 희생되어야 한다면, 지식을 위해서 어느 정도까지 희생될 수 있는 것일까요? 항상 유쾌하지만은 않은 질문, 하지만 누구나 인생에서 던져봐야 하는 질문입니다. 이 실험들이 윤리에 어긋난 것이라 해도, 우리가 생체역학의 덕을 보며 사는 것은 사실입니다. 심지어 우리의 생명이 이 과목의 덕을 봅니다. 흉곽을 만든 누군가는 많은 것들을 예상했지만, 자동차 발명만큼은 생각하지 못했거든요.

교통사고 사망자 중 3분의 1이 흉곽과 흉부의 장기 손상으로 사망합니다. 1970년대 초에 독일에서는 2만 명이 교통사고로 사망했는데, 오늘날로서는 도저히 상상할 수 없는 숫자(비교하자면 2017년에는 3,177명이 사망했습니다)입니다. 사망률을 줄이기 위해 무엇이라도 해야 했던 것입니다.

이 실험은 우선 흉곽이 얼마나 견고한지를 보여줬습니다. 흉곽은 400kg의 압력 부하를 견뎌내고, 6cm 깊이로 눌러야 겨우 부러집니다. 하지만 도로 위에서는 비교적 낮은 속도에서도 그 정도 충격에 도달합니다. 정면충돌의 경우 어떻게 그 엄청난 기계적 폭력을 완화할 것이며, 운전자의 생명을 보호할 수 있었을까요?

우리 주변에서 아주 흔히 볼 수 있는 것입니다. 바로 안전벨트와 에어백의 개발인데요. 안전벨트와 에어백은 생체역학의 독보적인 성공담으로서, 그 어떤 발명도 이렇게 많은 목숨을 구하지는 못했을 것입니다.

그럼에도 흉곽 상해는 여전히 흔하게 일어납니다. 충돌 시에는 적든 많든 대개 갈비뼈가 부러집니다. 몇 개 정도 부러진 경우라면 그리 위험하지 않지만, 다수의 갈비뼈가 줄줄이 부러졌다면 아주 위험합니다. 최악의 경우 흉곽의 견고함 자체가 사라지고, 호흡도 제대로 할 수 없습니다. 외상으로 인해 공기가 흉곽으로 들어가거나, 부서진 갈비뼈 조각이 폐 표면을 손상시키는 것입니다. 늑막과 폐 사이의 진공 상태가 손상되고, 질식의 위험이 발생합니다. 이 경우 곧장 응급실에 달려가야겠죠.

숨쉬기를 돕는 늑간근과 횡격막

갈비뼈 사이의 틈으로는 근육이 지나가는데, 늑간근이라는 근육입니다. 이 근육은 직선으로 똑바로가 아니라, 약간 삐딱하게 눌리고 좀 밀려난 상태로 지나갑니다. 외부층은 위에서부터 비스듬히 아래로 내려오면서 앞쪽으로, 내부층은 비스듬히 뒤쪽으로 내려옵니다. 즉 외부 근육이 숨을 들이마실 때 갈비뼈 간격을 늘려주고, 내부 근육은 숨을 내쉴 때 그 간격을 좁혀줍니다.

하지만 전체 호흡 작업 중 근육의 지분은 겨우 20%밖에 되지 않고, 그마저도 주요 지분은 전부 횡격막이 담당합니다. 횡격막은 흉곽의 늑골궁 아래에 천막처럼 펼쳐져 있으며, 흉강을 복강과 분리하는 근육입니다. 횡격막이 조금이라도 움직이면 전 신체가 운동하게 됩니다. 우리는 매일 1만L가 넘는 공기를 들이마시고 내쉬는데, 대충 인생이 끝날 때까지 다 합쳐 보자면 초대형 유조선의 수용력만큼이나 됩니다. 이는 2억 5,000만L가 넘는 양의 공기이며, 그 모든 공기가 다 횡격막을 통해 들어오고 나갑니다. 횡격막이 위에서 폐에게 나태함을 벗어나도록 강요하는 동안, 아래에서는 복강의 내장을 눌러줍니다.

그러고 나면 그리 좋다고만은 할 수 없는 일이 일어납니다. 아래로 이동한 횡격막의 압력을 조절하기 위해 복벽이 양보하며 앞으로 볼록 나옵니다. 흔히 복식호흡이라 부르는 것입니다. 원래는 좋은 의도로 일어나는 일이고, 영리한 구조이며, 기능적입니다. 시각적 효과만 아니라면요.

몸매에 관심이 많은 남녀에게는 깊은 호흡이란 미학적 항복이나 다름없습니다. 그것도 1분에 15번이나 반복되는 항복이죠. 배가 있다, 배가 없다, 배가 있다, 배가 없다. 볼록 튀어나온 상태로 계속 머물 수 없다고 생각합니다.

그래서인지 어린 소녀들은 사춘기에 접어들면서 호흡 방식을 바꿉니다. 복식호흡에서 벗어나 흉곽호흡이 점점 늘어납니다. 왜 그런 걸까요? 사춘기는 신체를 느끼는 감각이 달라지는 시기입니다. 불룩 튀어나온 배가 아름답지 못한 것으로 느껴지겠죠. 하지만 여러분이 반드시 아셔야 할 게 있습니다. 흉곽호흡은 순전히 시각적인 효과를 차치하고라도, 사실은 전혀 효과가 없을 뿐만 아니라 건강에 무척 해롭습니다. 복식호흡이 당신을 괴롭게 한다면 기억하세요. 아무도 그 호흡 때문에 공처럼 나온 배에 신경 쓰는 사람이 없다는 것을요. 심지어 여러분 본인까지도요. 그러니 마음 놓고 숨을 깊게 들이마시세요.

2.

호흡기 탄생의 비밀

2012년 세계 최고 권위의 의학저널 〈뉴 잉글랜드 저널 오브 메디슨New England Journal of Medicine〉에 '성인의 폐 성장에 관한 근거'라는 논문이 게재됐습니다. 이 건조하기 짝이 없는 제목의 논문은 의학계에 센세이션을 일으켰는데요. 바로 폐암으로 오른쪽 폐엽을 절단한 33세 여성의 사례 때문입니다.

이 환자는 폐암 수술 이후 15년 동안 남은 왼쪽 폐의 크기가 점점 커졌습니다. 물론 이것뿐이라면 신기할 것도 없죠. 나머지 폐가 수술 후에 커지는 일은 아주 흔하니까요.

하지만 이 환자의 경우 좀 달랐습니다. 단순히 크기가 커지는 게 아니라, 아예 새로운 폐 조직이 성장했거든요. 당시 폐는 출생 전부터 10세까지 아주 천천히 발육한다는 것이 정설이었습니다. 보통 폐포도 이 나이에 최대치에 도달합니다. 그러고 나면 폐의 크기는 흉곽이 성장함에 따라 더 늘어나지만, 폐 조직이 새롭게 형성되는 건 어려운 일이라고 생각했습니다.

이 논문으로 인해 폐 성장에 대한 이해가 완전히 뒤집혔습니다. 또한 성인의 폐가 새롭게 성장했다면, 그건 이미 다 끝난 폐의 형성 프로그램을 재출발시킬 수 있다는 의미이기도 합니다. 여태껏 전혀 회복 불가능하다고 여겨지던 폐 질환을 고칠 수 있는 열쇠가 있지는 않을까, 의료인들은 희망에 찼습니다. 그렇다면 무엇이 원인이었을까요?

폐의 보호는 자궁에서부터

우선 폐의 탄생부터 살펴봅시다. 태아는 수정된 지 3주 정도의 시간까지 구슬 모양을 하고 있습니다. 음… 초콜릿 모양 구슬이라고 상상해보세요. 겉은 딱딱한 초콜릿 껍질, 안에는 부드러운 크림이 있죠. 이 초콜릿 구슬에는 머리, 가슴, 배 3개의 구멍이 생겨납니다. 여기까진 간단하죠? 그럼 어떻게 해야 공기와 영양을 위한 관들이 신체 안에 장착될 수 있을까요?

그 초콜릿 구슬은 어느 순간 외부에서 내부로 불룩하게 부풀어 오릅니다. 외부 껍질의 한 부분은 뭉툭한 끝을 가진 짧은 관처럼 내부로 들어가게 되는데, 이 관이 바로 위장과 기도입니다. 이

관은 길이가 자라며 앞쪽과 뒤쪽으로 분리됩니다. 앞쪽 관은 기도, 뒤쪽 관은 식도 그리고 위와 장이 됩니다. 이 분리가 실패하면 식도와 기도 간에 합선, 이른바 누관이 생깁니다. 이렇게 되면 식도의 영양이 기도로 들어갈 수 있으므로, 출생 직후 바로 수술을 받아야 합니다.

모든 장기가 그렇겠지만, 폐의 발생을 위해서 임신 초기 4주 동안은 굉장히 조심해야 합니다. 이 시기에 장기 기형이 생긴 경우 대부분 생존하지 못하기 때문입니다. 일단 이 시기를 무사히 잘 넘기세요. 그리고 수정 후 약 25일이 지나면, 형성된 기도의 아래쪽 끝에서 작은 봉오리, 즉 폐엽을 볼 수 있습니다.

오른쪽의 첫 분열은 예외적으로 3겹이고, 그 외에 모든 싹은 정확히 2개로 분열됩니다. 그래서 오른쪽 폐는 3개의 엽, 왼쪽 폐는 2개의 엽이 되는 거죠. 그 외에 모든 싹은 정확한 프로그램에 따라 2개로 분열됩니다. 그중 하나가 특정한 길이로 자라날 때마다 다시 분열되어, 분열에 분열을 잇고 차례로 분열이 이어집니다. 그 후 4주 동안 미세한 가지들이 뻗어 나와 기관지 가지들이 형성되는 거죠.

혈관은 폐의 관에서 생기는 것이 아니라 임신 약 30일째 되는 날 조그만 심장으로부터 자라나는데, 심장은 그 이전에 초콜릿 구슬 속 크림에서 형성되었습니다. 생성된 이 작은 혈관 뭉치는 즉시

기도를 찾아 나섭니다. 전혀 앞이 안 보이는 상황에서도 어둠을 더듬어나갑니다. 시간이 적당히 흐르면 혈관과 기도의 첫 만남이 이루어집니다. 혈관들은 충직하게 기도를 따르고, 포도가 가지에 매달리듯 기도의 곁에서 자라납니다.

기적은 여러 번 일어납니다. 횡격막이 자라니까요. 근육과 인대로 이루어진 이 장기 역시 초콜릿 구슬 속 크림에서 발생하며, 임신 4주째부터 천천히 흉강과 복강을 분리합니다. 그리고 임신 10주째 마침내 횡격막이 움직입니다. 아직 잘 조절되지 않는 이 최초의 경련 운동은 아이의 기도 안으로 양수가 흘러들게 하고, 다시금 밖으로 흘러나가도록 합니다.

기관지 안으로 유입된 양수는 기관지와 혈관의 성장을 지원합니다. 기관지와 혈관은 흉강 안에서 점점 더 큰 공간을 차지하게 됩니다. 곧 기도의 18번째 분할이 이루어져 자리가 부족해지거든요. 기도와 혈관은 이제 '결혼식'을 목전에 두고 있는데, 대부분의 결혼하는 커플들처럼 이들 역시 다이어트를 합니다. 사진에 예쁘게 나와야 하니까요. 통통했던 기도의 외피는 세밀해지고 좁아지며, 임신 20주쯤에는 정말 미세할 만큼 얇아져, 기도와 혈관 사이에 직접적으로 공기를 주고받는 접촉이 생겨납니다. 아직 완전한 기능을 갖춘 폐포는 아니지만, 일단 최초의 가스교환을 하기엔 충분합니다.

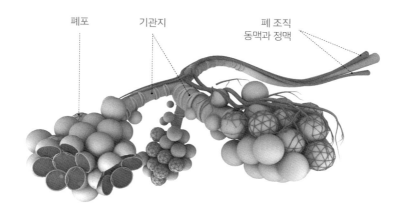

폐포   기관지   폐 조직
동맥과 정맥

[그림 4] 기도와 혈액순환은 폐포의 영역에서 합체된다. 모세 혈관들이 폐포의 얇은 벽에 닿으면 호흡 공기와 혈액 사이에서 산소와 이산화탄소 교환을 가능케 한다.

    임신 20주가 지나면 태아의 생존 가능성은 극적으로 높아집니다. 그리고 임신 24주부터는 폐포의 형성이 최고조에 달합니다. 폐포들은 안정적인 액체막인 폐계면활성제를 생산하기 시작하거든요. 모든 것이 잘 되면 신생아는 5,000만~1억 개의 성숙한 폐포를 가집니다. 하지만 아직도 전부 다 끝난 건 아닙니다. 보통 15세가 될 때까지 폐포의 숫자는 최대 약 4억 개 정도까지 늘어납니다. 어마어마하죠?

    폐의 보호가 자궁에서부터 시작된다는 것은 매우 중요한 사실입니다. 이는 임산부뿐만 아니라, 그의 배우자에게도 큰 책임이 따르니까요. 미숙아 분야의 의학적 발전에도 불구하고, 성숙하지 못한 폐를 가지고 태어난 아기는 평생을 고통받습니다. 그들 중 아이가 훗날 감염병이나 천식 혹은 만성폐쇄성폐질환 같은 질병을 앓거든요. 아이의 키가 크지 않을까 걱정할 때가 아닙니다. 아이의 폐 기능이 100%에 도달하지 못한다면, 그것이야말로 정말 고통스러운 일입니다.

폐만을 위한 경호원

매년 수많은 사람이 본인의 코에 만족하지 못해 코를 잘라내거나 붙입니다. 너무 낮다, 너무 크다, 너무 넙적하다…. 물론 코가 미학적 탄식의 대상이 아니라 해도, 누구나 콧물이 흐르거나 막히는 것을 괴로워합니다. 혹은 코를 골거나, 훌쩍거리며 예의에 어긋나는 소리를 낼 때도 마찬가지입니다.

인생 주기를 살펴보면 정말 완벽한 코를 가진 시기는 없습니다. 생각해보세요. 3세 어린아이에게 콧물이 흐르지 않는 날이 하루라도 있던가요? 있다면 달력에 표시하셔도 좋습니다. 기념일로 삼으세요.

그렇다고 코가 직무유기 중인 건 아닙니다. 코는 자신의 기능을 매우 진지하게 수행하고 있습니다. 코는 기도의 외부 초소인데, 흉곽과 폐가 뒤집혀서 말단에 2개의 구멍을 가지고 그로테스크하게 밖으로 튀어나온 것과 같습니다. 코는 폐를 위한 경호원이자, 문지기이며, 기미상궁이기도 합니다. 또한 에어컨이자, 공기정화기이며, 가습기입니다.

사람들은 입호흡과 코호흡의 차이를 대수롭지 않게 생각하지만, 실제로는 엄청난 차이가 있습니다. 코호흡은 오로지 걸러진 공기만이 기도로 들어가게 합니다. 이 효과는 너무도 중요해서 대자연은 신생아를 '공식적인 코 호흡자'로 세상에 태어나게 합니다. 아이들은 비상시에만, 즉 코가 막혔을 때만 입호흡을 사용할 수 있습니다.

코의 임무는 폐를 위해 호흡 공기를 촉촉하게 하고, 체온으로 따뜻하게 데워주는 것입니다. 그를 위해 코는 효과적인 장치를 사용합니다. 그중 하나가 콧구멍 내부 점막의 주름입니다. 주름이 펴지는 것을 통해, 코 근육 안의 표면이 크게 확장됩니다. 이 코 점막은 혈액순환이 활발해 혈액 온도를 가장 최선의 방식으로 호흡 공기에 전달해줍니다. 그리고 나면 코 점막의 분비선이 날마다 분비물을 생산하여 호흡 공기를 습기로 적셔줍니다.

코는 공기 중 안 좋은 물질을 가장 먼저 알아차립니다. 코의 조기경고시스템은 유해한 미립자나 병원체가 폐에 도달하지 않도록 막아주거나, 폐가 적기에 방어책을 준비하도록 합니다.

코의 후각세포는 얼굴 신경의 지류를 통해 하기도의 신경계와 연결되어있습니다. 호흡 공기 내 병원체가 유발하는 얼굴 신경섬유의 경고시스템은 기관지 근육의 수축을 제어하여, 기관지가 좁아집니다. 이와 동시에 다른 중요한 보호 반사작용과도 연결되어 있습니다. 재채기, 눈물, 기침 같은 겁니다.

코와 폐는 혈액순환 내에서 전달물질을 통해 서로 소통합니다. 콧물을 흘리면 기관지에 바이러스가 침입하지 않았는데도, 하기도에 염증이 생기는 경우가 있습니다. 그건 코가 기관지 점막을 붓게 하고 점액을 만들어내도록 하는 전달물질을 생산하기 때문입니다. 이러한 기관지의 공동반응은, 건강한 사람에게서는 대부분 모르는 사이에 일어났다가 사라져 특별한 증상을 일으키지 않습니다.

하지만 이 반응은 아주 중요한 목적을 달성합니다. 폐는 이 조기경고시스템에 의해 미리 경계 태세를 갖춥니다. 이 반사작용은 유해물질, 독소, 미생물, 기생충들이 신체로 들어가는 것을 막아야 한다는 목적이 존재합니다.

물론 이 복잡한 보호장치 자체에 리스크가 아예 없는 것은 아닙니다. 제어되지 않는 기관지의 반사적 경련은 공기 중에 들어 있는 병원체보다 더 위험할 수 있습니다. 심한 경우 이 반사의 유발로 인해 성문열(좌우 성대 사이의 구멍)이 좁아지기도 합니다. 그럼에도 해내야 하는 거죠.

호흡 경로를 지켜주는 후두

후두가 없다면 언어도 없을 것이고, 우리의 소통 또한 매우 제한적일 것입니다. 코가 호흡 공기 중의 미세입자를 걸러주는 가장 중요한 필터라면, 후두는 거친 일을 도맡는다고 할 수 있습니다. 그렇다고 후두가 덜 중요하다는 것은 아닙니다. 후두는 호흡기관과 소화기관 그 언저리에서 꼭 필요한 역할을 하고 있으니까요.

인간의 호흡기관과 소화기관은 완전히 분리되어 있지 않은 채정확히 후두 부근에서 교차합니다. 차라리 2개의 관이 함께하는 편이 더 나았을까요? 아니면 하나는 호흡을 위해, 또 다른 하나는 영양섭취를 위해 엄격히 분리되는 편이 더 좋지 않았을까요? 궁금하죠? 그래서 그렇게 형성되지 않은 이유를 설명해볼까 합니다.

먼저 콧구멍은 너무나도 막히기 쉽습니다. 숨 막혀 죽지 않기 위해선 항상 대안이 필요하겠죠. 그리고 인간은 다른 개체와 비교해 생리적으로 '팔방미인'이기 때문에, 극도의 지구력을 요하는 일도 해낼 수 있지만, 최대의 기능을 발휘하려면 고작 콧구멍만으로는 부족합니다. 입호흡으로 빠르게 전환하는 방식이 필요하죠.

그렇다고 해서 호흡기관과 소화기관이 연결된다면, 원하지 않는 내용물 교환이 일어나 끔찍해집니다. 공기가 소화기관으로 들어가고 영양분이 호흡기로 들어가면 어떨 것 같나요? 앞의 경우에서는 트림이 나올 뿐이지만, 후자의 경우 질식으로 죽음에 이를 수도 있습니다. 바로 이것을 후두가 막아주는 것입니다.

그럼 기특한 후두의 구조를 살펴볼까요? 남성들에게서 외부로 돌출되어 있는, 소위 '아담의 사과Adam's apple'라고 불리는 것이 후두의 가장 큰 부분인 갑상연골입니다. 이것은 방패처럼 2개의 성대를 가진 성문 앞을 지키며, 그 아래 놓인 환상연골과 함께 기관으로 가는 길을 이룹니다.

입 쪽 방향으로는 갑상연골이 후두개 연골과 연결되어 있고, 이는 다시금 혀와 연결됩니다. 음식물을 삼킬 때 혀는 후두개 연골을 후두 입구 쪽으로 완전히 눌러 영양분이 기관지로 들어오는 것을 막습니다. 영양분은 부드럽게 그 뒤에 놓인 식도로 들어가 위장의 영역 안으로 사라집니다. 인간이 동시에 먹으면서 말을 하려고 하지 않는 한, 이것은 천재적인 장치입니다.

만약 여러분이 먹으면서 말하려고 한다면, 이른바 이물질이 기도로 넘어가 사레(흡인)에 걸릴 위험이 있습니다. 사레는 가볍게 여겨지지만 조심해야 합니다. 최악의 경우 기관이나 기관지를 막으면 즉시 질식사의 위험이 있습니다.

2015년 독일에서 '기도에 들어간 이물질'로 인한 사망은 총 1,149건입니다. 그중 대다수는 노인이었고, 죽이 기도에 들어가 폐렴을 일으킨 경우였습니다. 대부분 후두개가 매우 성실하게 작동하므로, 실수로 후두를 속이는 일이란 정말 운이 없어야만 가능합니다.

만약 아주 잠깐 실수해서 이물질이 후두로 들어간 경우에도 다음 안전장치가 남아 있습니다. 바로 기침 반사입니다. 대부분 사레 환자들의 경우 기침 반사가 약해져 있는데, 이는 주로 침대에만 누워있어야 하는 요양 환자들에게서 볼 수 있습니다.

건강한 사람들의 경우, 이슬람에서는 젊은 여성들이 머리핀을 삼키는 일이 흔하게 일어납니다. 머리를 히잡으로 감쌀 때 머리핀 몇 개를 입술 사이에 물고 있다가, 본인도 모르는 사이 삼켜버리는 겁니다. 동남아시아에서는 발룻(부화한 오리알)을 별미로 여겨 후루룩 마십니다. 그러다 알의 껍데기나 배아 조각들이 기도로 들어갑니다. 유럽 지역의 경우 아이들의 레고나 플레이모빌이 가장 흔한 사례 원인입니다.

사실 가장 흔한 원인은 술이나 마약입니다. 만취는 정말 위험한 짓인데, 그것은 다음 3가지 요인이 한꺼번에 발생하기 때문입니다. 알코올 다량 섭취로 인한 중독성 구토 위험, 영양분과 액체를 위한 딸꾹질 반사의 억제, 마지막으로 기침 반사라는 구조 장치의 억제입니다.

후두는, 아니 좀 더 정확히 말해 성대는 상기도에서 기침 반사를 일으키는 역할을 맡을 뿐만 아니라, 원래의 기침 과정을 위해서도 꼭 필요합니다. 기침은 우리 기도 내에서 일어나는 제어된 폭발이라고 볼 수 있습니다. 이 폭발에서 생겨나는 압력 파장은 이물질, 점액, 병원체를 입으로 뱉어낼 수 있게 해줍니다.

기침할 때는 성대가 열린 가운데 숨을 깊이 들이마시게 됩니다. 그리고 난 뒤 성대는 굳게 닫혀 공기로 빵빵하게 찬 폐를 밀봉합니다. 기침을 토하는 것의 시작은, 갑자기 토해내는 날숨인 거죠. 하지만 닫힌 성대 때문에 폐에서는 공기가 빠져나가지 않고 압력이 점점 더 높아집니다. 압력이 충분히 높아지면 성대가 열리고 눌렸던 공기가 폭발적으로 빠져나가 기관지 밖으로 배출됩니다.

말하자면 우리 몸의 최강 압력조절밸브인 셈입니다. 언제라도, 어디에서라도 몸 안에 압력이 쌓이려면 엄격하게 닫힌 성대가 필요합니다. 그리고 압력은 아주 기초적인 준비물입니다. 여러분은 압력 없이 소변이나 대변을 보는 게 가능한가요? 아주 열심히 노력하면 가능이야 하겠지만 어렵습니다. 그렇죠?

3.

폐의 면역체계

폐의 면역방어는 다른 장기와 다르게 전개됩니다. 전속력으로 달리듯 일어나요. 단 한 순간에 이루어집니다. 다른 장기들은 새로운 환경에 적응할 시간을 조금은 가집니다만, 폐는 그렇지 않습니다. 최초의 호흡과 동시에 공기와 함께 수십만 마리의 미생물을 삼킵니다.

　그야말로 침투입니다. 수백만 무생물 입자, 미세먼지, 알레르기 물질, 화학물질. 우린 그저 조금의 산소를 원했을 뿐인데, 이게 다 무엇이란 말인가요? 누가 이들을 초대했나요? 반갑지 않은 오물들이 마구 쏟아져 들어옵니다. 출생 후 몇 시간 혹은 며칠 동안 폐에서 일어나는 일은, 마치 수술실에 양동이로 구정물을 쏟아부은 것 같습니다. 이런 상황이라면 누구든 갓난아기를 억지로라도 탯줄에 다시 매달고 싶을 겁니다.

"엄마!"

"왜 그래?"

"나 이제 나갈래!"

"뭐?"

"진짜야."

"알았어, 근데 어디로 갈 건데?"

"밖으로!"

"밖으로?"

"응, 공기를 마시려고. 나도 이제 숨 쉬어야지."

"숨 쉰다고? 너 죽고 싶어? 여기 이 안에 꼼짝 말고 있어!"

벼락치기 하는 면역방어

폐의 면역체계는 9달 동안 아무것도 할 게 없었습니다. 그 어떤 염증도 찾아볼 수가 없어요. 병균도 없고요. 아무것도 없습니다. 그냥 백수처럼 놀았어요. 호흡기에는 무균인 양수만 흘렀거든요.

하지만 분만이 임박하면 누구보다 바빠집니다. 무엇보다도 골수 안에서 엄청난 양의 면역세포인 백혈구가 만들어져 혈액 안으로 공급됩니다. 앞으로 살면서 다시는 그렇게 많은 양의 백혈구가 피 안에서 헤엄칠 일은 없어요. 백혈구들은 혈액의 순환 속에서 신호를 살피고, 그러고 나면 태아의 첫 호흡이 터집니다.

그 순간 보이지 않는 신호에 반응이라도 하듯 혈관조직의 구멍이 열리고, 백혈구들이 폐를 정복합니다. 출생 이후 첫 이틀 동안 폐 안의 백혈구 숫자가 무려 30배까지 늘어날 정도죠. 모유의 면역물질이 아기의 위장을 지켜주는 동안에도, 폐는 완전히 무방비 상태거든요.

그래서 빠른 속도로 면역세포들을 모집해야 하는데, 그중에서도 특히 기관지 점막과 폐포의 안보가 급합니다. 수요가 엄청나기 때문에 누구를 고용할 건지 재고 따질 시간도 없습니다. 이후에 좀 진정되고 나서야 정신을 차리죠.

우리의 면역체계들은 일단 다 같은 기본교육을 받습니다. 하지만 식세포가 목표 장기에 바로 투입되는 반면, 림프구는 추가 자격을 갖춰야 합니다. 림프구는 림프샘과 흉선thymus으로 들어갑니다. 이 6cm 길이의 선은 인간의 흉부에 위치합니다. 흉선은 사춘기가 시작되면서 줄어들거나 사라지는데, 면역체계의 종결된 성숙 단계를 나타내는 신호입니다.

림프샘과 흉선에서 림프구들은 일종의 재교육을 받는데, 더 높은 단계의 임무를 위한 자격을 갖추는 것입니다. 그중 B-림프구는 나중에 맞춤형 단백질을 생산하는데, 이 단백질은 병원체들을 중성화할 수 있습니다. 이것이 바로 이른바 항체입니다.

B-림프구는 고도의 자격을 갖춘 전문가들이지만, 평생 T-림프구의 밑에서 일합니다. T-림프구는 면역체계의 '하버드'인 흉선에 다닙니다. 거기서는 자신의 세포를 타인의 세포와 구분하는 것을 배울 뿐 아니라, 무려 특수 교육까지 받습니다. 이게 끝이냐고요? 아직 멀었습니다.

폐의 면역체계 왕좌에는 보조 T-세포가 앉아 있습니다. 왜 '보조'냐고 생각했죠? 귀여운 이름에 헷갈리면 안 됩니다. 실제로는 보조 T-세포가 무한한 권력을 행사합니다. 모든 결정은 이 보조 T-세포에서 결재가 나고, 모든 정보의 네트워크도 이들에게 연결되어 정보가 수집됩니다. 보조 T-세포는 자신의 손을 직접 더럽히지 않습니다. 다른 이가 수행하게 합니다. 식세포와 T-세포가 그를 위해 험한 일을 담당하죠.

T-세포는 엘리트 학교를 졸업했지만, 책상 앞 근무가 자신의 일이 아님을 금방 파악했습니다. T-세포는 바이러스에 감염되거나 종양으로 변해버린 세포들을 수색합니다. 이때 T-세포는 하나의 신념에 따라 활동합니다. 희생자를 만드는 한이 있더라도, 범인을 놓치지 말자! 민간인의 피해도 감수하자!

다양한 세포 직원들

기억세포는 가장 사악한 적에 대한 모든 주요 정보를 저장하고 있습니다. 홍역, 파상풍, 디프테리아, 성홍열 같은 병원체에 대한 면역력을 평생 보존함으로써 방어체계에서 중요한 임무를 수행합니다. 이 미생물들은 면역체계를 한 번 정도는 속일 수 있으나, 두 번은 안 됩니다. 기억세포 덕분이죠.

기억세포는 항체 생산자인 B-림프구와 협력합니다. 병원체에 감염될 때마다 기억세포는 맞춤형 항체 제작을 위해 정확한 명령을 내리고, B-림프구는 빠르고 효과적으로 일합니다. 감염의 경우 항체 생산량은 엄청난 양으로 늘어나고, 현재 병원체에 맞춰집니다. 이 보호시스템은 위험한 감염들의 경우 질병을 이겨낸 뒤에도 멈추지 않습니다. B-세포 중 몇몇은 계속해서 특수 맞춤형 항체를 극소량으로 생산합니다. 그렇게 해서 몸은 수년간 면역력을 가지게 되는 겁니다.

동일한 병원체로부터 새로운 공격을 받으면, 이미 존재하는 항체가 공격원을 중성화시킵니다. 그럼 그 공격원은 식세포 혹은 식균세포phagocyte의 아주 쉬운 먹이가 되는 거죠. 식세포는 생명의 위험 속에서 곧바로 목표 장기에 투입돼 험한 일을 합니다. 폐에서도 마찬가지겠죠. 여기서는 외부 공기와의 잦은 접촉 때문에 특히 많은 식세포가 필요합니다.

그들 중에는 과립구granulocyte가 있는데, 폐 안의 과립구에는 중요한 2가지 대리자가 있습니다. 호중구neutrophil과 호산구eosinophil 대리자입니다. 과립구의 95%가 넘는 숫자가 호중구 대리자인데 질병 병원체, 특히 박테리아나 균을 막는 일에서 중요합니다. 호산성 과립구는 원래 기생충이나 해충 등을 막는 중요한 역할을 했는데요. 오늘날 위생의 개선으로 일종의 실업 상태가 되었습니다.

식세포는 미생물의 구성성분을 스스로 알아내서 병원체를 파괴할 수 있도록 프로그램됐습니다. 하지만 학습능력은 딱히 없어, 프로그램된 구조가 아니면 알아차리지 못합니다. 물론 이 부작용들은 대부분 개선이 가능합니다만, 어떨 때는 그렇지 않습니다.

또한 식세포는 효소와 독성 단백질로 이루어진 큰 무기고를 가지고 있어서 이것들로 병원체를 파괴하는데, 이때 다른 세포들까지 파괴할 수도 있습니다. 참으로 단순한 직원들이죠. 관리하기 괴로울 때도 많습니다만, 누군가는 험한 일을 해야 하니까요.

그래서 보조 T-세포는 식세포를 제거할 때 조금도 주저하지 않습니다. 다른 말로 하자면, 보조 T-세포는 식세포를 그냥 싹 없애버립니다. 더 정확히 말하면 살해세포로 제거하게 만드는 것입니다. 잔인하다고 생각하나요? 꼭 그렇지만은 않습니다. 과립구는 어차피 과도하게 엄격한 근로 윤리를 가지고 있습니다. 이 세포들은 24시간 이상 사용되지 않으면, 세포자살로 죽습니다. 그리고 전체 개체군이 새 세포로 대체됩니다.

우리의 프롬프터, 정책실장을 까먹을 뻔했네요. 바로 수지상세포입니다. 수지상세포는 폐의 면역체계 내에서 중심적인 역할을 담당합니다. 보조 T-세포와 계속해서 직접 접촉하면서, 매일 그들의 의사를 결정합니다. 언제든지 무제한으로 보조 T-세포에게 들어가고 나갈 수 있는 유일한 세포입니다. 면역체계의 프롬프터라고 할 만하죠?

이들의 주요 업무는 폐로 침입하는 모든 낯선 입자의 프레젠테이션을 하는 것입니다. 이 입자들은 수지상세포에 의해 받아들

여져서 손에 잡힐 수 있는 조각으로 찢어진 후 보조세포에 제출됩니다. 그러면 보조세포는 어떤 조치를 취할지 결정합니다. 친구인가 적인가? 무시할까? 두고 볼까? 아니면 공격할까? 기억에 저장할까? 하지 말까? 가만히 있을까? 수지상세포는 보조세포의 결정에 영향을 주기도 합니다.

혹시 면역체계 목록에서 누가 빠졌을까요? 아! 일종의 장벽 기능을 담당하는 상피세포가 아직 남았군요. 상피세포는 호흡기의 표면과 호흡기의 외부 보호층을 형성합니다. 이 바리케이트는 기관지 체계가 시작되는 곳에서는 여러 층으로 두껍지만, 세기관지와 폐포로 갈수록 얇아집니다. 상피세포는 노출된 상태여서 언제나 침입자들의 공격을 맨 먼저 받는 영역에 놓입니다. 바이러스, 박테리아, 균, 유해물질, 알레르기원 등 그 모든 것들은 상피층과 가장 먼저 만나게 됩니다.

상피조직은 단순한 수동적인 보호만을 제공하지 않습니다. 상피는 기관지에 면역물질을 내주기도 하고, 병원체를 중성화시켜 무력화시키거나 점액분비를 통해 유해한 입자가 호흡기 깊은 곳으로 침투하는 것을 막습니다. 상피세포는 일단 이렇게 응급처치하고 난 후, 전달물질을 통해 다른 면역세포의 추가 도움을 요청하기도 합니다.

사실 이 '도움'이란 대부분 상피세포의 마지막을 의미합니다. 자신이 바이러스에 감염된 사실을 알려, T-살해세포에게 자신을 고발하거든요. 상피세포는 이 사실을 알고도 자신을 희생시키는 걸까요? 그것까진 제가 알 수 없네요.

반갑거나 반갑지 않은 동거자

2007년 미국 국립보건원이 아주 파격적인 발표를 했습니다. 바로 '인간 미생물군유전체 프로젝트'였습니다. 미생물군유전체가 대체 뭐냐고요? 단순히 말하자면 신체의 모든 '반갑거나 반갑지 않은 동거자'입니다. 보통 주를 이루는 건 박테리아지만, 균이나 바이러스도 해당합니다.

　그렇다면 이것들은 급성 감염을 일으키는 '균' 아닌가요? 모두가 그렇게 생각해왔습니다. 하지만 21세기 초 박테리아 학자들은 조금 더 앞선 생각을 했습니다. 인간 내 박테리아 플로라가 건강과 질병에 훨씬 더 광범위한 영향을 미치는 건 아닐까 하고 말입니다.

피부, 장 점막, 입안, 코안에 있는 수십억 병균들이 단순히 기생하는 것만은 아니라면? 미생물들이 의도적으로 면역체계를 제어하거나 조작하거나 그들의 전달물질이 신체적 반응을 일으킬 수 있다면? 박테리아 플로라의 교란이 만성질환의 원인이라면? 단순히 장에서만이 아니라, 신체 내부 여기저기서 그렇다면?

예상했겠지만, 처음에 이 연구자들은 완전히 무시당했습니다. 하지만 분자적 기술의 발달로 점점 더 상세한 미생물군유전체의 연구가 가능해졌고, 그와 동시에 거대하고 복잡한 데이터를 분류하고 분석하는 계산 능력도 점점 더 쉬워졌습니다. 우선 가장 먼저 미생물들의 지도화, 즉 어떤 세균들이 우리와 함께 살고 있으며, 그들은 얼마나 많은 숫자인가 하는 것을 파악하는 게 관건이었거든요.

신체 표면에서는 출생 후 수년에 걸쳐 박테리아와 균으로 이루어진 독특한 플로라가 자라납니다. 마치 꽃밭처럼, 각 현장이 가진 요인에 따라 여러 가지 종들이 혼합되어 자랍니다. 인간의 박테리아 꽃밭에는 다양성이 엄청납니다. 장과 피부에는 약 1만 종의 다양한 박테리아들이 삽니다. 인간은 자신 몸의 세포들(300억 개)보다 더 많은 박테리아(390억 개)를 가지고 있습니다. 이 박테리아의 전체 무게는 우리 몸무게의 약 2%를 차지합니다.

이 플로라의 개입이 병을 일으킬 수 있다는 것은 오랫동안 잘 알려진 사실입니다. 항생제 치료가 피부점막의 플로라를 변질시키고 구강, 장 혹은 질내 효모 질병을 유발할 수 있으며, 드문 경우이지만 유해한 박테리아의 걷잡을 수 없는 증식을 통해 심한 장염이 생기기도 합니다. 하지만 지금까지 사람들은 이 부작용들을 일시적인 급체로 여겼습니다.

미생물 연구의 새로운 점은 여기에서 좀 더 깊이 들어간다는 것이었습니다. 박테리아 플로라의 장기적인 영향은 무엇일까요? 인간마다 각자 독보적인 플로라의 지문이라는 게 있었을까요? 만일 있다면, 이 지문은 어떻게 생겨났을까요? 보통 질병균 목록에 오르지 않은 무수한 다른 박테리아들은 어떤 역할을 담당할까요? 양성 박테리아들도 우리의 면역체계에 관여했을까요? 그리고 제일 먼저 알고 싶은 건, 이 플로라의 변화는 만성질환을 발생시킬까요? 아니면 그것을 막아줄까요?

실제로 2000년대에 들어서고, 수년간 미생물군유전체에 관한 연구들이 쌓였습니다. 슬슬 특정한 패턴이 보이기 시작했습니다. 건강한 사람들에게서는 박테리아 플로라가 견고하며 다양했지만, 환자들에게서는 이 다양성이 사라지고, 특정 종들이 지배했습니다. '장내 미생물 불균형dysbiosis'이라는 개념도 탄생했습니다.

보통 박테리아 플로라의 병적 변동으로 직접적인 증상을 일으키지는 않지만, 만성질환의 토대가 되거나 유발하는 것을 말합니다. 여전히 많은 의사가 의구심을 가졌습니다. 그들은 플로라의 변동을 기저질환의 결과로 보았지, 그 원인으로 보지는 않았습니다.

하지만 그 후 한 임상실험이 학계의 이목을 끌었습니다. 건강한 사람의 장내 플로라를 염증성 장 질환 환자에게 옮기는 '대변세균총 이식술'을 한 것입니다. 놀랍게도 증상이 극적으로 사라졌습니다. 최초로 장내 미생물 불균형과 만성 질병 사이의 직접적이고 원인론적인 관련성이 증명된 것입니다. 의학계에서는 유전체 지도화 과정과 비교할 만한 새로운 시대가 시작되었습니다.

미국 국립보건원의 '인간 미생물군유전체 프로젝트'는 잠정적 하이라이트가 되었습니다. 국립보건원은 어느 신체 부위에서 가장 큰 의학발전을 기대할 수 있는지도 밝혔습니다. 장, 피부, 입, 질. 그리고? 그 외엔 없어요. 그걸로 끝입니다. 잘못 들은 게 아니에요. 폐는 아무런 득표도 하지 못했습니다. 심장학과 전문의들이 음모를 꾸며 막은 것일까요? 혹시 호흡기내과의 실수였나요? 지원서 내는 기한을 놓쳤던 걸까요?

원인은 간단합니다. 몇 년 전까지만 해도 사람들은 폐가 무균 영역이라고 여겼습니다. 병균이 전혀 없는 상태라는 것이죠. 미생물을 전혀 가지고 있지 않은 장기의 미생물군유전체를 연구하겠어요? 하지만 곧 그건 근본적으로 다시 생각해봐야 할 문제입니다. 이미 2007년부터 '무균의 폐'라는 공식을 의심하는 목소리들이 있었습니다. 왜 하필 폐가 무균이라고 생각한 걸까요? 날마다 1만L 이상 공기가 흐르는데요? 공기 1L마다 박테리아를 100마리 포함한다면, 그 공기를 받아들이는 폐에도 반드시 무언가 남아있는 게 있지 않을까요?

그런데 말입니다. 건강한 사람의 호흡기 분비물에서 박테리아를 배양하려고 할 때마다, 아무것도 자라지 않았습니다. 아무리 정성스럽게 물을 주고 비료를 주어도 한 덩어리의 그냥 흙으로만 남았습니다. 어떤 병균도 어떤 작은 식물도 자라지 않습니다. 그렇게 폐는 정결함의 마지막 보루로 남았던 거죠.

만약 폐의 미생물군유전체가 구강 플로라에서 유래한다면, 이 구강 미생물들은 어디서 온 걸까요? 이 부분은 확실하게 말할 수 있습니다. 부모들, 좀 더 정확히는 어머니입니다. 갓난아기의 구강 플로라는 어머니 미생물군유전체로부터 옵니다. 자연분만의 경우 질의 플로라에서 유래하고, 젖을 먹이고 따뜻이 몸을 밀착하는 것을 통해 피부 혹은 입으로부터 물려받습니다.

그러니 엄마가 침을 묻혀 여러분의 입에 묻은 음식물을 닦아줬다면, 그건 미생물군유전체 이식이었던 것입니다. 미생물군유전체의 전가는 아이에게 중요하고도 민감한 과정입니다. 왜냐고요?

폐의 미생물군유전체가 기도의 면역체계를 자극하고, 훈련하고 또 부분적으로는 개선하기도 하니까요.

그럼 보통의 조화로운 미생물군유전체는 어떤 모습일까요? 그리고 그걸 어떻게 만들죠? 그건 마치 좋은 파티의 손님 목록 같습니다. 조화로운 혼합이 중요하죠. 성공하려면 다양성과 항상성이 특히 중요합니다. 정신 나간 미친놈도 필요하지만, 반면 몇몇 따분한 놈들도 필요합니다. 어딜 가나 그런 것처럼요.

알레르기 없는 카렐리야인

카렐리야 공화국을 아시나요? 세계지도를 가지고 있다면 스칸디나비아 반도를 찾아보세요. 발견했나요? 카렐리야는 스칸디나비아의 목이 유럽 대륙에 걸치고 있는 지점에 있습니다. 아름다운 곳이냐고요? 모르겠습니다. 가본 적 없어서요. 우리 주제와도 상관없고요. 그런데 왜 카렐리야냐고요? 특별하기 때문이지요.

　카렐리야는 인종적으로, 정치적으로, 사회문화적으로, 그리고 몇 년 전부터는 의학적으로도 특별합니다. 카렐리야 사람들은 전통적으로 자신들끼리만 모여 있기를 좋아했습니다. 그런데 하필이면 북쪽으로 핀란드, 남동쪽으로 러시아. 지리적으로 매우 의미 있는 지역에 정착한 거죠. 그래서 카렐리야 사람들은 죽음에 이르기까지 평화로운 인생을 살지 못했고, 결국 제2차 세계대전 때 강대국에 끼어 이리저리 밀리다가 강제로 분리되었습니다.

전쟁 후 수년간 카렐리야 사람들은 의학실험의 대상이 되었습니다. 2000년대 초반, 감염병 학자들은 일련의 검사에서 기도 질환 빈도수의 놀라운 차이점을 발견했습니다. 핀란드 쪽 카렐리야 어린이는 3명 중 1명꼴로 꽃가루 알레르기, 천식 등을 앓는데, 러시아 쪽의 카렐리야 아이들은 단지 50명 중 1명만 그런 병을 가지고 있었던 겁니다. 우연일 수 있을까요? 카렐리야인들의 정치적 분리 중에 좀 더 많은 수의 알레르기 환자들이 핀란드 쪽으로 넘어가고, 다음 세대에까지 그들의 질환을 물려준 것일까요?

궁금증을 참을 수 없었던 학자들은 나이 든 세대도 검사를 했는데, 당황스러운 결과가 나왔습니다. 1940년대에 태어난 카렐리야 사람들에게서는, 핀란드 쪽이나 러시아 쪽이나 똑같이 알레르기와 천식이 전혀 발견되지 않았던 것입니다. 분단의 시점에서 더 나중에 핀란드에서 태어난 아이일수록 더 흔히 이 질병 중 하나를 앓았습니다.

러시아 쪽의 아이들의 발병률은 아주 낮은 수준에 머물렀습니다. 카렐리야 사람들의 유전적 바탕이 국경을 사이에 두고 두 나라에서 모두 똑같았다면, 즉 지리적, 기후적 상태가 같았다면, 알레르기와 천식이 빈번하게 일어나는 이유는 핀란드 쪽 카렐리야인들의 생활방식의 차이에서 찾아볼 수 있을 것입니다. 그리하여 2008년부터 연구팀들이 체계적으로 그 원인을 찾기 시작했습니다. 그리고 열쇠는 미생물군유전체에 있었습니다.

오늘날 러시아 쪽 카렐리야 사람들의 일상은, 지난 세기의 모습과 거의 다르지 않습니다. 사람들은 농장에 살고, 농사를 짓습니다. 대가족이며 형제자매들이 많습니다. 여전히 건초 위에서 잠을 잡니다. 제일 가까운 곳의 의사도 몇km는 떨어진 곳에 있습니다. 이렇게만 들으면 러시아 쪽 카렐리야인들은 매우 힘든 삶을 삽니다. 하지만 이 환경과 생활방식이 넘치도록 제공하는 게 하나 있습니다. 바로 미생물군유전체의 다양성입니다.

러시아 쪽 카렐리야인들의 미생물군유전체와 핀란드 쪽 카렐리야인들의 미생물군유전체는 극적으로 달랐습니다. 러시아인의 기도 안에 전체적으로 훨씬 많은 박테리아를 가지고 있었고, 미생물군유전체의 다양성도 훨씬 컸습니다. 그중에는 핀란드 쪽 카렐리야인에게는 아주 적은 양으로만 있는 종도 있었습니다. 락토코커스, 아시네토박터, 심지어는 위궤양에 관련되었다는 이유로 우리에게서 미움을 받는 헬리코박터까지도 훨씬 적었습니다. 그러니 알레르기의 발병 원인이 여기에 있는 걸까요?

연구자들은 연구를 계속했습니다. 그들은 이 박테리아군이 우리 면역체계에 정말로 영향을 주는지, 심지어는 제어하는지 알고자 했습니다. 그리고 그건 정말이었습니다. 쥐들의 점막에 락토코커스와 아시네토박터를 주입하자, 놀랍게도 알레르기와 천식에 걸리지 않았습니다. 박테리아들이 알레르기 반응을 줄이는 물질을 생산했습니다. 면역세포의 주의를 다른 곳으로 끌어, 전형적인 알레르기 원인인 꽃가루나 먼지 진드기를 그냥 무시했습니다.

이 연구는 1990년대 알레르기 전문가들이 토론했던 위생 가설과 완전히 맞아떨어집니다. 그 이론에 따르면 오늘날의 인간은 지나치게 깨끗하게, 지나치게 자연상태와 멀리 떨어져 삽니다. 아이들은 예방접종으로 인해 면역력을 훈련시킬 기회를 갖지 못합니다. 면역체계는 지루한 나머지 감염병 대신에 무해한 꽃가루 입자, 먼지 진드기, 동물 털에 반응하는 거죠. 그렇게 해서 알레르기가 발병합니다.

그렇다면 이제 알레르기의 진정한 예방이 가능해진 걸까요? 알레르기와 천식의 종말을 뜻하는 걸까요? 출산 직후 알레르기 예방을 위해, 엄마와 아기가 농장에서 요양하면 될까요? 더 나은 방법은 모두 다시 자연으로 돌아가는 것일까요? 하지만 애석하게도 그리 간단한 문제는 아닙니다.

지난 200년 동안 '위생'만큼 많은 사람의 생명을 구한 것은 없습니다. 예방주사 역시 마찬가지입니다. 미생물군유전체는 알레르기 발생의 수수께끼를 푸는 중요한 열쇠이긴 하지만, 유일한 열쇠는 아닙니다. 이제 첫걸음이 실행되었다고 볼 수 있습니다. 폐의 미생물군유전체 안의 박테리아들은 그냥 우연히 그곳에 있는 게 아닙니다. 무익한 짐도 아니고 기생만 하는 존재들도 아닙니다. 몇 가지 종들은 심지어 건강에 도움이 되기도 합니다. 그러니 너무 미워하진 마세요.

재밌는 사례를 하나 소개해볼까요. 2010년 텍사스의 한 종합병원에서 의사들은 이상한 환자와 마주했습니다. 그의 말에 따르면, 술을 단 한 방울도 마시지 않았는데 알코올에 취한 상태였습니다. 이게 대체 무슨 소린가 싶죠? 심지어 몇 년간 아예 술을 마시지 않았는데도 심한 알코올 중독 증세를 호소했습니다. 의사 대부분은 그가 몰래 술을 마신다고 생각했고, 몇 년이 지나자 그의 아내마저 그를 의심했습니다.

"언제부터 이랬어요?" 의사들이 물었습니다. 그나마 다행인 건, 환자는 언제부터 이랬는지 정확하게 기억하고 있었습니다. 2004년 골절로 인해 수술을 받았던 때부터였습니다. 수술 직후 그는 상처 감염 예방책으로 오랫동안 항생제를 복용했습니다. 이 치료법이 익숙한 텍사스 의사들은 뇌가 번쩍하는 기분이었습니다. 의사들은 곧바로 대변 검사를 진행했습니다. 그리고 그 안에서 엄청난 양의 사카로미세스 세레비지에saccharomyces cerevisiae, 즉 맥주 효모를 발견했습니다.

수수께끼가 풀렸습니다. 환자는 균을 죽이는 약을 받고 얼마 지나지 않아 나았습니다. 이 사건에서 우리가 얻을 수 있는 교훈이 무엇일까요? 돈 안 들이고 술 취하는 방법이 있다? 그렇게 해서 전세계 맥주 산업 망하게 하기? 물론 그것도 가능합니다. 하지만 이 사건은 인간의 미생물군유전체가 얼마나 민감한가, 그리고 얼마나 역동적인가를 보여줍니다. 의미도 없고 해롭지도 않은 사카로미세스는 경쟁자가 항생제로 약해진 틈을 이용하여 가장 좋은 자리를 점유했던 것입니다.

새로운 사고의 단초

1980년대만 해도 낭포성섬유증 환자의 기대수명은 겨우 17세에 불과했습니다. 하지만 의학이 발달한 요즘은 30세, 길게는 40세까지도 봅니다. 이는 병의 진행 과정에서 원하지 않는 손님이 언제 나타나느냐에 달려있습니다. 시점이 아주 중요합니다. 바로 그날 그들의 삶은 영원히 변하거든요. 녹농균pseudomonas aeruginosa이 무턱대고 기도에 들어와 전부 초토화시키기 때문입니다.

녹농균은 그럭저럭 합의를 보며 살아가는 입주자들과 다릅니다. 그가 나타나는 곳에는 무조건 기분 나쁜 일이 일어납니다. 심한 화농성 감염을 일으켜서 장기를 파괴하고, 면역체계를 조작하며 높은 효과를 보이는 약 앞에서조차 몸을 감춥니다. 생물학적 관점에서 보면 감탄할 만한 성능을 가진 병균이긴 합니다. 그다지 칭찬은 아니긴 하지만요. 그리고 불행하게도, 낭포성섬유증 환자의 기도는 이 박테리아가 매우 좋아하는 것입니다. 뻑뻑한 점액은 이상적인 온상이며, 면역체계의 공격을 피할 수 있는 엄호를 제공합니다.

녹농균은 12세가 지나면, 예외 없이 모든 낭포성섬유증 환자에게서 발견됩니다. 녹농균이 환자에게 빨리 침투하면 할수록 생존율은 낮아집니다. 녹농균은 환자의 폐에서 손해를 고려하지 않고 날뛰고, 다른 박테리아들을 무자비하게 밀쳐버립니다. 정착한 지 불과 몇 년 지나지 않아 모든 박테리아 수 80%를 차지할 정도입니다.

이걸로 다양성은 끝장납니다. 무슨 황소개구리도 아니고, 이 박테리아만 구석마다 자라납니다. 그러다 영양분이 더 이상 없어질 것 같으면, 이 병균은 속임수까지 씁니다. 녹농균은 면역세포들에게 기도 내에서 더욱더 많은 것들을 파괴하도록 사주합니다. 그리고 그 잔해들로부터 영양분을 취합니다.

항생제를 투여하면, 처음에는 일단 효과가 있습니다. 하지만 첫 정착 후 이미 몇 개월만 지나도 이 병균은 변이를 일으킵니다. 그 어떤 치료 요법이라도 매번 그의 후세들을 더욱더 겁 없이, 결단력 있게, 파괴적으로 만들 뿐입니다. 치료에 성공한다 해도 그때뿐입니다. 낭포성섬유증 환자들은 결국 전망 없는 싸움을 하는 거죠.

하지만 희망은 있습니다. 미생물군유전체 연구는 이곳에서도 새로운 사고의 단초를 제공합니다. 적의 적은 나의 친구, 오래된 말이 있지 않습니까? 녹농균과 경쟁하는 병균을 찾아보는 겁니다. 녹농균은 신 것을 지독히도 싫어합니다. 하지만 다른 박테리아들은 산을 좋아하고, 산을 풍부하게 생산합니다.

예를 들면 유산균 속 박테리아들은 질 플로라 안에서 신 환경을 보장합니다. 이 박테리아를 폐 속에서 의도적으로 자라게 하는 데 성공한다면, 이 녹농균의 증식을 늦출 수 있을 것입니다. 어디든 희망은 자랍니다.

Part 2.
'젊은 폐'의 이해

4.

호흡의 단순한 일상

우리는 왜 숨을 쉴까요? 바보 같은 질문인가요? 살기 위해 당연한 걸까요? 그래도 막상 물어보니 대답하기 힘들죠? 제가 알려드릴게요. 숨 쉬는 것은 오로지 호흡을 목적으로 합니다. "네? 숨쉬기나 호흡이나 그게 그거 아닌가요?"라고 묻고 싶죠? 괜찮습니다. 여러분이 멍청한 게 아니라, 대부분 모르고 살거든요.

숨쉬기란 공기가 밖에서 폐 안으로, 그리고 폐 안에서 다시 밖으로 이동하는 기계적인 과정만을 뜻합니다. 그에 비해 호흡은 2가지를 말합니다. 첫 번째는 피와 공기 사이의 경계 지점인 폐포에서 일어나는 호흡 가스 산소와 이산화탄소의 교환인데, 이 과정을 '외적 호흡'이라고 부릅니다. 두 번째는 에너지 제공을 위해 세포 내 혈액으로부터 산소를 활용하는 것을 말하며, '내적 호흡' 또는 '세포 호흡'이라고 부릅니다. 이처럼 숨쉬기와 호흡은 엄연히 별개입니다. 신발로 따지자면 구두와 운동화 정도의 차이겠네요.

뇌가 호흡을 통제하는 법

혹시 광적으로 통제에 집착하는 분 있나요? 그렇다면 저와 같군요. 여기서 비밀 하나 알려드릴까요? 정말 강박적인 사람조차도 대부분의 신체기능을 마음대로 제어할 수 없습니다.

못 믿겠다고요? 그렇다면 한번 의도적으로 동공을 모아보세요. 안 된다고요? 거봐요! 제가 안 된다고 했죠? 심장박동, 장 운동, 혈압, 분비샘 활동, 동공 확장, 혈액순환, 체온조절 등이 그렇습니다. 이 세상엔 우리 마음대로 안 되는 게 너무 많아요. 여러모로 각박한 세상이죠.

아무튼 이것은 신경계의 한 부분으로서, 그 어떤 자의적인 제어의 지배도 받지 않기 때문에 자율신경계라고 불립니다. 그리고 결과적으로는 이러는 편이 더 좋습니다. 이 모든 과정을 의식적으로 관리한다는 건, 아무리 부지런한 가동센터가 있다고 해도 장기적으론 불가능하거든요. 우리의 자아와 자유 의지는 자기 최적화를 맡고, 자율신경계는 하루하루 숙련된 일을 맡습니다. 우리의 자율신경은 믿음직스럽고, 정확하며, 엄격하게 규정되어 있습니다.

하지만 뭐든 예외는 존재합니다. 바로 호흡입니다. 숨쉬기는 에너지 공급이라는 목적만 달성하는 것이 아니라, 사회적인 상호 작용의 가장 중요한 부분이기도 합니다. 말하기, 노래하기, 외치기, 속삭이기, 악기 연주하기. 이 모든 행위를 위해 호흡은 의식적으로 제어되어야 합니다. 호흡은 생존에 반드시 필요한 유일한 과정이며, 동시에 자유 의지로 제어될 수도 있겠죠. 그리고 그 일은 놀라울 만큼 조화롭게 이루어집니다.

어느 뇌졸중 환자의 사례를 볼까요? 이 환자는 우선 잘 회복된 듯 보였습니다. 치료받은 지 며칠 지나지 않아 뇌간의 혈액순환 장애를 나타내는 증상들이 눈에 띄게 개선됐거든요. 그런데 낮잠을 자는 도중 갑자기 호흡정지˙상태에 빠졌습니다. 다행히 곧 인공호흡이 실시됐고, 환자는 빠르게 의식을 회복했습니다. 의료진들은 안도의 한숨을 토해냈죠.

하지만 정상적인 상태로 회복한 뒤, 잠이 든 그에게 똑같은 증상이 나타났습니다. 또다시 인공호흡이 실시됐고, 또다시 회복됐습니다. 다음 날도 마찬가지였습니다. 환자는 규칙적으로 깊게 숨을 쉬다가도, 잠들기 시작하면 호흡을 멈췄습니다. 마치 누군가 플러그를 빼버린 장난감처럼요. 결국 그 환자는 얼마 지나지 않아 세상을 떠났습니다.

의사들은 미궁 속으로 빠졌습니다. 비슷한 시기에 무려 3명의 환자가 뇌수술 직후 이러한 현상을 보인 겁니다. 환자들은 멀쩡하게 숨을 쉬다가도, 잠들고 나면 호흡을 멈췄습니다. 잠자는 숲속의 공주도 아니고, 이게 대체 무슨 일일까요?

뇌는 의식적으로, 그리고 자율적으로도 숨쉬기를 제어합니다. 이를 위해서 다양한 뇌의 영역들이 각자의 할 일을 담당해야 합니다. 인간의 주요 호흡센터는 뇌의 깊이, 척수 가까운 곳에 있습니다. 바로 뇌간, 더 정확히 말하면 교각 그리고 숨골medulla에 있죠. 뇌간에는 심박조절기같이 규칙적인 맥박을 보내는 신경세포들이 호흡을 활성화합니다. 보통 1분에 10~15회 정도의 고른 호흡을 하는데, 우리가 잠을 잘 때도 쉬지 않고 움직입니다.

뇌간 속 호흡센터는 목 척수의 신경세포를 통해 숨쉬기 근육과 연결되어 있습니다. 이 섬유질들은 목 척수 3번 위치에서 양쪽으로 척수관을 떠나, 우측이나 좌측 횡격막 세포로서 흉강을 거쳐 횡격막의 근육으로 옮겨갑니다. 그래서 목 척추의 부상은 언제나 치명적입니다. 흉추나 요추 척추의 높이에서 일어나는 하반신마비와 달리, 여기서는 호흡 펌프가 갑자기 뚝 끊길 수 있기 때문입니다.

호흡센터는 전송자 역할뿐 아니라 수신자 역할도 하는데, 이것은 호흡 제어를 위해 매우 중요합니다. 호흡센터는 우리가 신체적으로 힘든 일을 하는 동안 늘어나는 수요에 따라 호흡을 제어합니다. 운동으로 근육이 활성화되면 에너지 공급을 위해 산소 소모가 늘어납니다. 그만큼 이산화탄소는 더욱더 많이 발생하겠죠. 이렇게 발생한 이산화탄소는 혈액을 과도하게 산성으로 만듭니다.

이산화탄소 값과 혈액의 산성 pH 값은 '가는 동맥'과 '뇌 안의 측량 감지자'를 활성화하고, 뇌는 곧 송신되는 호흡 자극의 숫자를 높입니다. 그러면 횡격막은 더 깊고 빠르게 숨 쉬게 되고, 더 많은 이산화탄소가 배출되며, 더 많은 산소가 운반되어 혈액 중 pH 값이 정상을 회복합니다. 이렇게 규칙 순환이 종결되면, 호흡의 빈도는 다시 느려집니다.

혹시 여기서 좀 이상한 점 찾으셨나요? 바로 호흡센터가 이산화탄소에 광적인 반응을 보인다는 것입니다. 에너지 확보와 장기의 생명 유지를 위해 산소의 사용이 중요하다고는 하지만, 호흡센터의 감지자는 강박적으로 혈액 내 이산화탄소 농도와 산 함유량만을 다루고 있습니다. 산소의 편차에는 전혀 신경 쓰지 않아요.

물론 합리적인 이유가 있습니다. 신체의 거의 모든 물질대사 과정들은 오로지 특정 pH 값에서만 이루어지거든요. 뇌간은 이 값을 계속 유지하는 것을 우선순위로 하는 게 당연합니다.

또한 호흡의 자의적인 제어는 대뇌피질에서 일어납니다. 대뇌피질은 뇌간의 기본 리듬을 이길 수 있거든요. 대뇌피질은 대부분 호흡이 의도적으로 작위적인 과정을 위해 필요할 때 활동합니다. 쉽게 예를 들자면 말할 때 그렇습니다. 하지만 대뇌피질이 휴식을 취하면 곧바로 다시 뇌간이 지휘권을 쥡니다.

이따금 할당된 분업이 이루어지기도 합니다. 자율적인 들숨과 자의적인 날숨 같은 거요. 횡격막의 능동적인 수축과 흉곽 확장의 결과로 이루어지는 들숨과 달리, 날숨은 대부분 수동적인 과정으로 폐, 흉곽, 횡격막이 마치 손에서 놓친 용수철처럼 다시 출발점으로 돌아가기 때문입니다.

뇌는 이 위치 회복을 위해 특정 시간을 계산합니다. 건강한 사람은 들숨보다 날숨이 약 2배 정도 더 걸립니다. 가령 질병으로 인해 폐의 신축성에 문제가 생기면, 뇌는 날숨에서도 능동적인 지원을 요구해 정해진 '시간표'가 어느 정도 지켜지도록 합니다.

신체가 격한 활동을 해서 호흡 빈도가 높아진 경우에도 똑같은 일이 일어나는데, 여기서는 그냥 수동적 날숨이 너무 오래 걸리기 때문입니다. 이렇듯 호흡 통제에서는 자율적 부분이 더 강력합니다. 가능한 한 오랫동안 숨을 참아보세요. 마지막에는 언제나 뇌간이 이깁니다.

호흡센터의 장애는 치료하기 매우 까다로운 질병입니다. 호흡센터 장애는 보통 뇌 손상, 기형, 감염, 선천적 원인 등으로 일어납니다. 이 경우에도 대뇌가 견고하다면 의식이 있는 동안에는 뇌간의 자의적인 호흡으로 대체할 수 있습니다. 하지만 환자를 계속 불면 상태에 둘 수는 없겠죠? 그래서 잘 때는 인공호흡기를 연결하는 겁니다.

뇌간은 자는 동안 기능들을 제어하고, 감시합니다. 혈압이 심하게 떨어진다든지, 통증의 신호가 온다든지 하는 경우가 생기면 대뇌피질에 경고신호를 보냅니다. 그러면 환자는 자다가 갑자기 벌떡 깨는 거죠.

하지만 불행히도 이 시스템이 항상 완벽하진 않습니다. 이 시스템의 오류를 가장 잘 보여주는 사례가 영아돌연사증후군입니다. 영아돌연사증후군은 생후 6개월 이내의 유아에게 발생하는 돌연사입니다. 정말 자다가 아무 이유도 없이 사망하는데, 여전히 원인을 모릅니다. 모든 부모들이 꾸고 싶지 않은 악몽이겠죠.

반대로 대뇌는 제대로 작동하지 않는데, 뇌간은 여전히 기능하는 때도 있습니다. 머리 부상이나 뇌 감염의 결과를 예로 들 수 있겠네요. 이렇게 되면 지속식물상태라고 불리는 상태가 되어 의식이 완전히 손실될 수 있습니다. 그러면 환자는 자의적으로 숨을 쉴 수가 없습니다. 하지만 뇌간은 여전히 기능하기 때문에 인공호흡까진 필요하지 않습니다.

'호흡 활동 검사'는 이러한 식물인간 환자에게 가장 의미 있는 검사 중 하나입니다. 호흡 활동의 지속적인 결여는 뇌간이 회복 불가능한 상태임을 증명합니다. 뇌간은 전체 뇌가 심한 부상을 입은 경우에도 가장 나중에 죽는 뇌 영역이기 때문에, 뇌간 기능 결여에 대한 검사는 완전한 뇌사 진단을 가능하게 하며, 독일 법에 따르면 곧 사망을 의미합니다.

일반인들에게 훨씬 자주 일어나는 호흡 장애는 과호흡증후군입니다. 과호흡증후군은 심리적인 흥분이 뇌간 호흡센터의 과도한 자극을 유발합니다. 호흡이 빨라지며 혈액 내 이산화탄소 함량을 떨어뜨리고, 이때 혈액은 너무 많이 내쉰 이산화탄소 때문에 알칼리성을 띱니다.

증상으로는 근육경련, 어지러움, 혼수상태인데요. 이 증상들은 다시 시상하부에서 두려움을 증가시킵니다. 악순환이 계속되는 거죠. 환자 스스로 진정하지 못한다면, 이산화탄소의 재호흡하는 것이 도움될 수 있습니다. 예를 들어 입 앞에 비닐봉지를 대는 것만으로도 혈액 농도와 pH 값이 다시 정상화되고, 진정됩니다.

누군가 과호흡증을 보인다면 해야 할 일은 "숨을 잠시 참으세요!"라고 소리치는 것입니다. 더 이상 놀라고만 있지 마세요. 이것은 절대 건방지거나 선 넘은 대처가 아닙니다. 오히려 의료적 조언이죠. 비닐봉지를 대체하는 아주 실용적인 대안입니다.

이 처치로 인해 이산화탄소가 단기간에 너무 빠져나가지 않고, 혈액 중 농도도 정상화되며 진정됩니다. 그 시간 동안 대뇌가 든든한 버팀목이 되어 시상하부와 뇌간을 분리합니다. 이 규칙의 순환 중에 적어도 한 부분은 우리의 개인적인 제어에 지배받습니다. 여러분은 한 문장으로 누군가를 구할 수도 있는 것입니다.

한 편의 짧은 호흡 이야기

다시 폐로 돌아갑시다. 그렇다면 폐는 호흡 제어와 아무 상관 없는 걸까요? 단순히 명령을 수행하는 장기인 걸까요? 물론 폐의 첫인 상은 특별히 신경질적인 인상을 주진 않습니다. 폐는 통각이나 촉 각을 가지고 있지도 않습니다. 당신이 가슴 통증을 느낀다면 그건 대부분 다른 장기의 문제입니다. 늑막이나 뼈 혹은 가슴근육과 관 련이 있죠. 여하튼 폐의 통증은 아닙니다. 폐는 사실 매우 예민합 니다. 그러면서도 거의 모든 감정의 표출을 비공개로, 무의식적으 로 실천합니다.

폐의 신경계는 자율신경계의 한 부분입니다. 횡격막의 신경처럼 폐의 신경 역시 목 척추의 척수로부터 나옵니다. 거기서 이 신경들은 척추의 양방향으로 가슴 공간을 통하여 우측 및 좌측 폐의 입구로, 주기관지, 폐동맥, 폐정맥으로 들어갑니다. 신경섬유는 기관지와 조직의 지류와 함께 돋아나고, 두터운 신경총(망상조직)을 형성합니다. 신경섬유 중 한 부분은 뇌의 신호를 받아 폐에 전달하며, 다른 것들은 폐의 감각을 뇌로 돌려보냅니다. 주모자이면서 청취자인 셈이죠.

주모자는 무엇보다도 기관지의 링 근육과 점액샘을 제어합니다. 어느 주모자 그룹은 활성화하고, 또 다른 주모자 그룹은 브레이크를 거는데, 이 두 그룹을 교감과 부교감이라고 부릅니다. 교감신경과 비교감신경은 자율신경계에서 서로를 상대하는 선수들입니다. 교감신경은 가속페달이고 부교감신경은 브레이크거든요.

교감신경은 전형적인 경고 시스템에서 활성화되고, 위험에 처할 때마다 신체의 최고 성능을 보장합니다. 빨라지는 심장박동, 높아진 혈압, 근육 내 당분의 최대소모, 빠른 호흡, 순수 아드레날린! 교감신경이 말을 하면 부교감신경은 침묵합니다.

부교감신경은 재활과 성장에 중요한 신체기능을 규정합니다. 심장박동, 혈압, 근육의 혈액순환을 억제하고 그 대신에 위장 내 소화과정과 분비샘을 활성화합니다. 최고속도와 보행속도라는 두

극단성 사이에서 교감신경과 부교감신경은 서로 조화로운 균형을 유지합니다.

그렇다면 호흡의 길에서는 어떻게 작용할까요? 여기서는 교감신경섬유의 활성화가 기관지 근육의 이완을 이루어, 기관지는 공기 관리와 능력 제공을 위해 확장됩니다. 그와 동시에 호흡기의 분비샘에서 분비물 생산이 억압됩니다.

부교감신경은 그에 따라 반대의 효과를 내는데요. 기관지는 링 근육의 이완으로 좁아지고, 점막의 분비샘은 분비물을 더 많이 생산합니다. 이때 기관지 근육의 이완은 국소적인 신경섬유뿐 아니라, 혈액의 길인 아드레날린을 통해서도 이루어집니다.

스트레스 호르몬인 아드레날린은 경고 시스템에서 다량으로 부신을 통해 혈액으로 전해지고, 전체 유기체를 전투태세로 바꿔줍니다. 하지만 건강한 사람의 경우 기관지의 확장으로 미치는 효과는 거의 느끼지 못합니다. 그 이유는 간단합니다. 건강한 사람의 경우 기관지 직경이 이미 최적의 상태이고, 그것을 넘어서는 의미 있는 확장은 거의 불가능합니다. 교감신경의 활성화 시스템은 부교감신경의 단기 반응에 대한 안전장치로서 일종의 에어백 기능만을 하는 것입니다.

부교감신경은 일반적인 역할 외에도 기관지 보호 반사의 수행을 제어하는데, 이 보호 반사는 유해물질이 더 깊은 폐 속으로 침투하는 것을 2가지 방법으로 막습니다. 기관지 근육의 수축, 그리고 침투한 적을 기관지 분비샘으로부터 나온 점액으로 세척하는 것입니다. 하지만 이 일에는 위험이 따르기도 합니다. 부교감신경이 이 반사를 너무 과도한 의무감으로 실행하면, 침투한 물질 그 자체보다 더 위험할 수 있습니다.

그렇게 되면 기관지의 경련으로 인한 폐쇄가 일어납니다. 이 지점에서 기관지를 확장하는 교감신경의 작용은 과도한 협착을 막고, 원래의 균형을 회복합니다. 생물학적 기능들의 균형과 조화가 유기체의 유지와 건강을 열심히 지키고 있죠.

그렇지 못하면 어떻게 되냐고요? 교감, 부교감의 관계에서 불화가 생기면? 천식이나 만성폐쇄성폐질환 환자같이 협착된 기도로 괴로워하는 겁니다. 2가지 질병 모두 원인은 부교감신경의 우세입니다. 그리고 이 우세함은 밤이 되면 더 강화되기 때문에 많은 환자들이 밤새 기침으로 고생하고, 호흡곤란을 겪습니다.

의료인들은 그렇게 교란된 균형을 바로잡으려고 노력합니다. 천식 치료약 중 가장 오래된 흰독말풀이나 벨라돈나는 부교감신경의 전달물질을 억제합니다. 폐의 부교감신경 섬유들은 그렇게 해서 소리를 줄이게 되고, 반사적인 경련은 약화됩니다. 또 적수인 교감신경이 의학적으로 활성화될 수도 있습니다. 20세기 초부터 지금까지, 아드레날린의 화학적 친척들이 기관지 연장을 위해 투여하고 있습니다. 실제로 모든 기관지 연장을 위한 치료법은 이 기본 원리를 따릅니다.

　그럼 폐의 신경섬유 중 수신자들은 어떨까요? 폐의 감각기관은요? 점점 흥미로워집니다. 아직도 많은 것이 설명되지 못했기 때문입니다. 하지만 분명한 것은 있습니다. 폐 역시 이메일 답장 버튼을 가지고 있다는 것입니다. 폐는 엄청난 양의 정보를 상위 부서인 뇌에 돌려보냅니다.

　폐의 신경섬유를 통한 이 피드백은 우리의 정보처리센터에 굉장히 중요합니다. 막강한 미주신경섬유의 20%는 폐에서 오는데, 이 미주신경은 모든 내부 장기들이 감지한 감각들을 모아 뇌에 전달합니다. 이게 왜 중요하냐면, 모든 감각적 정보의 5분의 1은 감각을 느끼지 못하는 장기의 것이기 때문입니다. 그들은 통증도 모르고, 압박도 느끼지 못합니다. 그러나 이 과정이 꼭 필요한 거죠.

　폐는 정확히 무엇을 보낼까요? 그냥 떠도는 소문이나 뒷담화? 아니면 다룰 것이 없어서 주어진 용적량을 다 사용하지 못하는 것은 아닐까요? 사실은 그 반대입니다. 폐는 '진짜' 감각기관에 못지않게 많은 정보를 다룹니다. 물론 폐의 거의 모든 감각은 뇌에서 무의식적으로 처리됩니다. 기침 자극이나 호흡곤란 같은 몇 가지 예외가 있긴 합니다만 무의식 속에서 처리된 정보들도 혈압, 심장박동, 소화, 땀 분비, 감정, 심리 같은 자율적 신체기능에 영향을 줍니다. 그러므로 폐는 결코 침묵의 장기도 아니고, 중요하지 않은 장기는 더더욱 아닙니다.

여기서 아주 근본적인 질문을 해야겠죠? 통증이나 촉각이 아니라면, 이 감각 자극들은 대체 어떤 정보를 전달할까요? 이 정보들은 대부분 화학적·물리적 성격을 가집니다. 단조로워 보인다 해도 호흡은 1분의 15번 중 어느 것도 같지 않습니다. 폐는 공기에 대해선 소믈리에와 같습니다. 소믈리에가 적포도주 한 모금에서 떡갈나무 대패, 흙, 살구, 복숭아, 담배, 젖은 가죽 등의 맛을 감지하듯이, 폐는 호흡 공기에서 온도, 습도, 소금기, pH 값, 가스 함량을 구별합니다.

폐는 혀나 코와 똑같이 냄새의 봉오리와 냄새 수신자를 가집니다. 폐는 박테리아 성분의 물질대사 생산물을 냄새 맡거나, 많은 독성분의 쓴맛을 맛봅니다. 하지만 이 감각 체험이 무의식 중에 일어나므로, 우리는 이 자극들이 호흡기와 자율신경계에 어떤 영향을 미치는지 그저 짐작할 뿐입니다. 분쟁의 여지가 없는 점은, 이 모든 내용물을 인식하고, 구별하고, 측정하기 위해 매우 섬세한 신경이 필요하다는 것입니다. 그리고 폐는 그런 신경을 많이 가지고 있습니다.

폐의 감각을 느끼는 신경섬유들은 대부분의 정보가 모일 수 있는 곳에 있습니다, 바로 기관지 근육, 분비샘, 폐포, 상피입니다. 여기서 가장 많은 일이 일어납니다. 호흡기 상피는 가장 우수하고 재미있는 프로그램을 제공합니다. 자극들이 오고 가며, 거의 모두가 상피와 싸웁니다. 그래서 항상 흥분과 소란이 일어납니다. 박빙인 월드컵 결승전도 아니고 말입니다. 그렇다고 해서 모든 섬유가 상피의 프로그램 PD는 아닙니다. 몇몇은 기관지 혹은 폐의 확장을 감지하는 감지자로서, 따분하지만 중요한 업무로 시간을 그럭저럭 때웁니다.

이 감지자 세포들은 회신이 중요한데, 폐가 찢어지는 것을 보호하기 때문입니다. 이 확장 감지자들은 폐가 횡격막으로부터 수행된 들숨의 틀 안에서 특정 확장 수준에 도달하면, 뇌간의 호흡센터에 멈추라는 신호를 보냅니다. 그러면 뇌간은 즉시 횡격막으로 보내는 자극 전달을 종결하고, 날숨을 유도합니다.

운동선수들은 알 겁니다. 하지만 이 책을 손에 쥔 여러분은 대부분 운동선수가 아닐 것이므로 친절하게 설명을 해드려야겠죠. 하품을 생각해보세요. 폐는 때때로 하품을 통해서 매우 즉흥적으로 확장됩니다. 우리가 너무 오랫동안 낮은 숨을 쉬면, 따분해진 확장 감지자는 하품을 발생시킵니다. 마치 창문 열고 환기시키는 것처럼요.

이제 다시 호흡기 상피 신경의 끝에 있는 야단법석 상태로 돌아갑시다! 여기에는 측정 감지자로 이루어진 두꺼운 신경총(망상조직)이 있는데, 이것은 화학적·물리적 자극에 반응합니다. 공기의 유해물질, 호흡의 수증기 속에 녹아 있는 자극 물질, 박테리아 생산물, 염소가스의 산, 캡사이신, 점액 섬유, 심지어는 추위와 더위이기도 합니다.

이 신경들은 자신을 자극하거나 방해하는 모든 것을 신고하기 때문에, 그들을 방해물 감지자라고 부르기도 합니다. 이 감지자들은 보통 호흡기의 견고한 상피로부터 보호받고 있습니다. 하지만 상피가 손상을 입으면, 감지자들이 자유롭게 그리고 아무 보호 없이 벌거벗은 상태로 표면에 있으면서 자극 물질로 인해 흥분할 수 있습니다.

그러한 상피 손상의 가장 흔한 원인은 감기 바이러스와 염증이고, 예를 들면 알레르기성 염증 혹은 유해물질 흡입 같은 거겠네요. 방해물 감지자들은 경고 신호를 뇌에 보내고, 뇌는 기관지의 보호 반사를 발생시켜 자극의 원인을 제거하거나 깊은 폐 구간으로 번지는 것을 막도록 합니다. 기침, 점액 생산, 기관지 근육의 경련으로 이루어진 '가장 대담한 3총사'의 반응입니다.

반대로 자극을 받은 신경들이 직접 기도에 염증 반응을 일으킬 수 있습니다. 이른바 신경성, 그러니까 신경으로 인한 염증입니다.

조금 운이 좋지 않으면 그렇게 해서 스스로 강해지는 악순환이 생깁니다. 상피의 염증이 방해물 감지자를 자극하고, 이 감지자는 다시 더욱더 많은 염증 반응을 발생시킵니다.

그래서 방해자 감지자들은 만성 기도 질환 연구에서 특히 흥미롭습니다. 기도를 위한 방해자 감지자들은 피부의 손상감지자와 그 행동 방식이 비슷합니다. 이것의 임무는 외부 개입을 통해 피부에 닥친 손상에 대해서 뇌에 경고를 하는 것입니다. 뜨거운 접시에서 손을 재빨리 떼는 경우처럼, 통증 발생을 통해 즉각적인 반응이 유도됩니다. 기도에는 비슷한 방식으로 기침 자극이 발생하는데, 피부에서처럼 통증을 통해서가 아니라 기침 바로 직전의 뇌의 흥분을 통해서 즉각적 기침 반응이 유도됩니다.

만성 통증과 같이 폐의 방해물 감지자들도 과도하게 흥분할 수 있습니다. 그렇게 되면 치료가 매우 어려운 기침이 환자를 괴롭히는데, 무려 수개월 동안 지속되기도 합니다. 이 교란된 기침 반응이 어떻게 다시 잦아들 수 있는지는 알려지지 않았습니다. 하지만 흡연자들은 기본적으로 이 감지자들의 흥분 가능성을 조작하는 것이 분명히 가능하다는 것을 증명합니다. 처음 담배를 피우면 기침이 잔뜩날 겁니다. 이러한 흡연 초보자의 기침 반응은 시간이 갈수록 사라집니다. 그렇지 않다면 어떤 흡연자가 계속 담배를 피울 수 있겠습니까?

또한 처음 담배를 피울 때 난 심한 기침에도 불구하고, 기관지 경련을 느끼는 사람은 거의 없습니다. 그러므로 '가장 대담한 3총사'는 언제나 반드시 다 함께 나타나는 것이 아니라 일을 나누기도 한다는 것입니다. 의사들이 병원에서 관찰한 결과와도 일치합니다. 경련을 일으킨 기관지임에도 불구하고 단지 극소수의 천식 환자만이 심한 기침을 하고, 어떤 기관지 환자는 마른 기침을 하면서도 점액을 과도하게 분비합니다. 왜 그런 차이가 있는지는 아직 알지 못합니다. 여전히 우리 연구에는 긴 시간이 필요합니다.

폐의 정화 기능, 점액섬모청소기관

여러분의 집에 몇cm나 되는 높이의 액체가 가득 차 있고 따뜻하며 어두운데도 벽에는 곰팡이의 흔적이 없는… 아무튼 되게 뜬금없는 어떤 공간이 있다고 상상해보세요. "그럴 수는 없지?"라고요? 그럴 수도 있습니다. 우리네 인생 같으면 집주인을 신고해야 마땅한 사건이지만 폐 안에서는 제법 훌륭하게 작동합니다.

바로 철저하고 규칙적인 청소를 통해서입니다. 이 유능한 청소부가 누구인지 알고 싶나요? 기관지에 한번 가까이 가보세요. 아주 가까이요. 더 가까이. 500배 더 가까이. 혹시 보이나요? 저 아래 우리의 꼬마 청소부가 있습니다. 점액섬모청소기관! 염려 마세

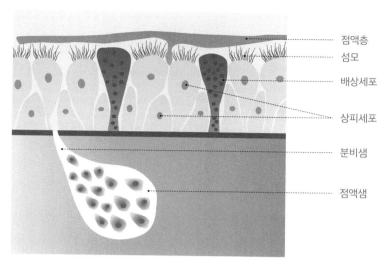

점액층

섬모

배상세포

상피세포

분비샘

점액샘

[그림 5] 기도의 청소기관. 기관지의 표면은 세포들로 덮여 있고, 이 세포들은 그들의 표면에 섬모를 가지고 있다. 그 사이에 있는 알갱이를 가진 배상세포는 그림의 중간선 하부에 있는 분비샘세포들과 함께 기관지 점액층을 생산한다.

요. 그렇게 복잡한 청소는 아닙니다. 깔끔한 상태를 만들려면 걸레랑 물만 있으면 돼요.

지금 여러분이 보는 것은 기관지를 가로지르는 단면입니다. 상피세포는 면도를 까먹었네요. 가장 외부의 세포층 표면에 작은 털들이 삐져나와 있습니다. 면도 안 한 것처럼 보이는 이 섬모ciliem는 매우 요긴하게 사용됩니다.

그리고 섬모 위에 있는 얇은 액체막은 점액이라고 하는 것입니다. 바로 이 점액 때문에 기도 표면도 점막에 해당하는 것입니다.

이 점액은 2개의 서로 다른 분비샘에서 만들어집니다. 그중 다른 것들과는 다르게 보이는 세포 하나가 있는데, 내부에 작은 알갱이를 가진 세포입니다. 이것은 배상세포이며, 배상세포의 내부 알갱이는 점액을 함유합니다. 하지만 점액의 가장 큰 부분은 그림 5에서 아래쪽으로 보이는 구조에서 나옵니다.

상피 담벽의 아래로는 일종의 자루 같은 것이 보일 텐데요. 뾰족한 끝이 벽을 통과해 위를 향하고 있습니다. 이것은 점막 아래에 있는 분비샘과 거기에 속한 배관입니다. 분비샘은 배상세포보다 약 40배 많은 점액을 생산하고, 공동 작업으로는 하루에 약 50~100mL를 생산합니다. 이 점액은 보통의 경우 95% 넘게 물로 이루어져 있습니다. 나머지 5%는 소금, 단백질, 뮤신으로 이루어져 있습니다. 이렇게 해서 점액은 점액이 되는 것입니다.

점액 중 액체가 아닌 구성성분에는 면역물질과 항산화물질도 속하는데, 유리기를 잡아내는 수용체로서 산 성분과 자유 유리기의 해로운 효과로부터 기도를 보호합니다. 이 3가지 구성성분(섬모, 점액, 분비샘)이 점액섬모청소기관을 이룹니다. 그럼 이 '기관'이라는 것은 대체 어떻게 청소를 잘한다는 걸까요? 그건 마치 하나의 무용 안무 같습니다. 제가 한번 보여드리겠습니다. 음악, 큐!

음악 밴드 람슈타인의 '국민무도회'라는 비디오를 보면, 가수가 노래하는 동안 밴드는 무대 위에서 고무보트를 탄 채로 이동하는 장면이 나옵니다. 손에는 노를 쥐고, 웃통은 벗어젖힌 채로 말입니다. 로큰롤이니까요. 그렇게 보트는 가수까지 태우고 관객의 손과 팔로 이루어진 파도 위에서 나아가고, 마지막에는 목적지였던 무대로 정확히 '물 위에 뜬 듯 헤엄쳐서' 돌아갑니다.

이건 마치 폐 전문의가 연출을 맡은 것 같습니다. 기관지 점막의 섬모는 이와 같이 작동되기 때문입니다. 똑같은 방향으로 뻗은 팔들은 섬모, 고무보트는 점액입니다. 이동은 관객 군중이 반 정도라도 정신을 차리고, 방향을 정확히 알고, 협동해서 움직여야 성공합니다. 그러지 않으면 아무것도 움직이지 않습니다. 적어도 원하는 방향으로는 움직이지 않겠죠.

기관지의 상피 하나마다 그 위에 람슈타인 팬들이, 즉 섬모들이 앉아있습니다. 모두가 함께 한 방향으로 손을 젓습니다. 태양을 향해, 자유를 향해, 후두를 향해 1초에 15번씩! 이렇게 해서 점액층에 걸려든 모든 것이 점점 위로, 출구를 향해 운반됩니다. 젊고 건강한 비흡연자의 경우 1분에 10mm씩 나아갑니다. 당장 체감할 수 없겠지만, 매우 빠른 속도입니다. 이 기관지 청소의 목적지인 후드를 향해!

물론 점액섬모청소기관은 가장 최적의 조건에서만 청소 실력을 발휘합니다. 3가지 구성성분 중 어느 하나라도 제한을 받으면,

기도의 전체 청소에 부정적인 영향을 미칩니다. 흔히 섬모운동 빈도나 운동 조절의 장애, 분비샘 분비의 감소, 높아진 점액의 농도는 청소 속도를 느리게 하는 원인이 됩니다.

상피 표면의 털들은 특히 예민합니다. 상피의 바이러스 감염의 경우 섬모들이 맨 먼저 손상되는 경우가 많습니다. 급성 기관지염은 청소팀을 글자 그대로 '늙게' 만들어버립니다. 40세인 사람이 하루 아침에 80세 노인의 청소 실력을 갖게 됩니다. 이 경우 건강한 세포를 통해 상피가 새 섬모를 가지려면, 최소 3주 정도 시간이 필요합니다.

여러 요인에 의해 온전한 섬모들도 무너질 수 있습니다. 배기가스, 황산화물, 질소산화물, 오존 등의 공기 중 유해 물질은 섬모운동 빈도를 50%까지 느리게 만듭니다. 헤어스프레이를 20초 사용하는 것만으로도 섬모의 절반 이상이 1시간 이상 마비됩니다. 하지만 이 희생은 오래 지속되지 않는다면 일시적인 결과입니다. 지속된다면 심각한 결과가 생기겠죠.

흡연자의 경우 수년에 걸쳐 섬모 개수가 반으로 줄고, 기능을 잃은 섬모가 대폭 늘어납니다. 그러다 결국 섬모의 기능이 완전히 사라지는 거죠. 상피는 담배 연기 앞에서 보호를 시도하며, 두꺼운 콘크리트 뚜껑처럼 경화합니다. 이른바 화생이라고 하는 것인데요. 악성 종양의 전 단계이며, 많은 폐 질환들의 시작점입니다.

활발한 점액 운반을 위해서는 제 기능을 하는 섬모들이 필요합니다. 운반이 방해를 받으면 기관지 점막은 이 결함을 보완하려고 시도합니다. 자동차 운전자라면 누구나 아는 방법입니다. 여러분, 오래된 와이퍼가 유리창을 깨끗이 씻어내지 못할 때 어떻게 하나요? 세차장으로 가서 기계를 돌립니다. 와이퍼의 품질이 나쁘면 나쁠수록 더욱더 많은 물로 헹궈야 합니다. 우리 몸도 마찬가지입니다.

기도 내에서 이 처치는 전제조건이 잘 충족되었을 때만 제대로 기능합니다. 분비선이 활성화되기는 하지만, 늘어난 점액 생산으로 섬모의 운반이 느려지고 이로 인해 분비물 체증을 유발합니다. 그 결과로 기침과 가래가 발생합니다. 뻑뻑한 분비물 또한 그러한 체증을 유발하는데, 섬모가 잘 작동하는 경우라도 마찬가지입니다. 대표적인 예시로 낭포성섬유증이 있겠네요.

유전 질환인 낭포성섬유증 환자는 평범한 섬모운동을 가졌지만, 분비선에 생명을 위협하는 유전자적 장애가 있습니다. 그것은 소금기가 함유된 뻑뻑한 점액을 생산합니다. 이 점액이 기도를 막으면 박테리아가 창궐하고, 그렇게 해서 기도들이 파괴됩니다. 기도가 비교적 치명적이지 않은 질병을 앓을 때도, 늘어난 분비물은 언제나 병균의 좋은 온상이 됩니다. 특히 분비물이 뻑뻑하고 마른 경우 더욱 그렇습니다. 그러니 물을 자주 마시세요.

슈퍼 감염의 위험도 있습니다. 즉, 원래의 바이러스 감염에 박테리아 감염이 더해집니다. 박테리아 물질대사의 산물은 점액을 더욱더 뻑뻑하게 만들 수 있습니다. 이 뻑뻑한 성질로 인해 청소 실력은 계속 감소합니다. 악순환이 반복됩니다. 줄어든 청소 실력에 감염이 따르고, 염증, 상피손상이 생깁니다. 그럼 청소 실력은 또 줄어들겠죠. 급성이긴 하지만 무해한 발병 원인이었던 것이 최악의 경우 만성적 기관지염이 됩니다.

하지만 급성 기관지염에서 슈퍼 감염은 드물고, 모든 환자 중에서도 5% 미만의 확률로 일어납니다. 감염 후 약 2~3주가 지나면 폐의 자가 치유력이 상피를 건강한 새 세포들로 교체합니다. 이때 중요한 것은, 해당 기간 동안 '섬모 손상 유발 물질'을 엄격하게 제한해야 한다는 것입니다.

몇 년간 계속해서 흡연한 사람이라 할지라도, 담배를 끊으면 몇 주 지나지 않아 청소기능이 현저하게 좋아집니다. 하지만 역설적이게도 많은 금연자를 괴롭히는 것이 라자루스 증후군, 이 섬모들의 부활입니다. 금연자의 기관지는 다시 분비물을 만들어내고, 분비물은 폐 밖으로 나오려 합니다.

물론 이 증상은 금방 지나갑니다. 빨리 사라지지 않는다면 의사의 도움을 받을 수도 있어요. 점액용해제나 거담제를 처방받으세요. 섬모의 운동 빈도를 높이고, 분비물 형성이나 분비물의 액화를 촉진을 도와줄 겁니다. 하지만 기본은 언제나 충분한 양의 물을 마시는 것입니다. 운동은 당연하게 스테디셀러고요!

5.

통증을 느끼지 못하는 계

인간은 질병 예방에 게으릅니다. 차량 정기검사는 꼬박꼬박하면서, 정작 자신의 몸을 돌보는 것엔 둔합니다. 아무 증상이 없으니 괜찮다고 생각하는 게 대부분이죠. 그런 우리에게 증상은 무엇인가 잘못됐다는 신호를 주고 병원으로 이끕니다. 보통 죽을 만큼 아파야 정신을 차리더군요. 고맙다고 해야 할까요? 참으로 묘한 관계입니다.

증상들은 의사의 진료를 수월하게 합니다. 증상은 질병 수준의 측정기이자, 삶의 질 감시자입니다. 하지만 주의하세요. 증상들은 상습적으로 불확실합니다. 어떨 때는 전혀 나타나지 않다가, 어떨 때는 너무 늦게 나타나고, 그런가 하면 또 어떤 질병들은 아무런 증상도 동반하지 않습니다.

　누군가 "나 폐암인 거 같아."라고 말하는 것을 들어본 적 있나요? 폐암의 경우 초기에는 증상이 전혀 없습니다. 폐암 때문에 아플 정도라면, 이미 암이 많이 진행된 상태입니다. 그러면 사실 치료가 거의 불가능한 거죠.

　그전에는 아무것도 느끼지 못하셨나요? 전혀? 불편한 곳이 없었나요? 조금이라도 느끼지 못했나요? 증상들은? 그래서 사실 질병에서 가장 중요한 것은 증상이 있든 없든 꾸준히 검사를 받는 것입니다. 그럼 예방을 위해 주요 폐 질환의 증상들을 알아볼까요.

기침, 외로워지는 지름길

몇 년 전부터 의료인들과 심리학자들은 '청각과민증이 치료가 필요한 질병인가?'를 두고 논쟁 중입니다. '선택적 소음 과민증후군 misophonia', 이렇게 부르자고요. 진심일까요? 주위 사람의 소음이 실제로 사람을 미치게 만들 수 있을까요?

이 행동이 과잉 반응인지 혹은 질병인지 아직 모르지만, 그들에게 가장 짜증 나는 소리가 무엇이냐고 물어보면, 해당 환자들은 늘 똑같이 대답합니다. 쩝쩝거리는 소리와 콜록거리는 기침 소리. 기침 소리는 타자 두드리는 소리, 손톱 물어뜯는 소리, 다리 달달 떠는 소리보다도 더 심한 증오의 대상입니다.

그럼 청각적으로 과민하지 않은 사람들은요? 그들도 기침 소리를 썩 좋아하지는 않습니다. 조용히 끙끙 앓거나 눈동자를 굴립니다. 기침은 신경을 거스르니까요. 기침은 기침하는 사람이나 기침을 하지 않는 사람을 모두 다 괴롭힙니다.

기침은 반복적이고, 단조로우며, '대체 언제 끝나는 거야….' 싶잖아요? '이제 다 끝났겠지.'라고 생각하는 즉시 바로 다음 공격이 뒤따릅니다. 또한 기침은 토하는 소리, 목 조르기, 바람 빠지는 소리를 내며 역겹게 느껴집니다. 자, 벌써 목이 간질간질하지 않나요?

감기는 민주주의적 증상입니다. 누구나 적어도 일시적으로는 자기 차례를 맞이합니다. 독일 주치의협회의 통계에 의하면 동네 병원 방문의 10%는 기침 때문입니다. 기침은 발생했던 것만큼이나 빨리 사라지기도 합니다. 만일 아니라면, 이미 전문의에게 이송됐겠죠.

비교적 드문 경우긴 하지만, 2~3달씩 지속되는 만성 기침은 삶의 질을 현저히 떨어뜨립니다. 아무도 '단순한' 기침으로 죽지는 않는다는 말이 맞을지도 모릅니다. 하지만 환자들 대다수가 스트레스, 두려움, 분노, 절망, 우울증을 호소합니다. 어떤가요? 감기 조심해야겠죠? 기침은 우리를 외롭게 합니다.

기침은 3단계로 나뉩니다. 이 반사작용의 발생은 먼저 무의식적으로 일어나고 '들숨 단계'를 유발합니다. 곧이어 뒤따르는 '압축 단계'에서는 들이마신 공기가 호흡근육과 복부가 밀어내는 엄청난 힘에 의해 성대 쪽 방향으로 밀쳐집니다.

그러다 '폭발 단계'에서 성대가 열리면 압축되었던 공기가 기도 밖으로 밀립니다. 펑 소리와 함께 터진 샴페인 병과 똑같이, 기침 행위 중 빠져나가는 공기와 함께 액체도 끌려나갑니다. 최고 6m까지 날아갈 수 있는 액체 방울들은 최대 3,000개나 되고, 기침을 주변으로 밀어냅니다.

들숨 단계의 기침 자극은 아주 짧은 시간 동안 외부에서 의식적으로 인식할 수 있습니다. 이 시간 동안 자유 의지는 기침 자극을 억누를 수 있습니다. 하지만 기침이 터져 나오는 동안 작용하는 어마어마한 힘들 앞에서 성공하는 경우는 드물고, 또 위험하기도 합니다. 기침이 억지로 억제되면, 그때 흉곽 안에 생기는 압력이 너무나 높아져서 대부분 피가 얼굴로 솟구치게 됩니다. 심하면 잠시 의식을 잃게 될 수도 있습니다.

또 다른 여러 가지 부작용 사례가 있습니다. 혈관 파열, 갈비뼈 골절, 폐의 천공. 주변 이들의 눈총 조금 피하자고 이 모든 것을 감수한다고요? 그보다는 100개의 시선이 당신을 죽일 듯 쳐다보더라도, 기침을 크게 하고 나서 도서관을 빠져나가는 게 더 좋습니다.

그런데 기침은 도대체 어디서 오는 걸까요? 기침은 어떻게 발생하나요? 기침이라는 보호 반사는 하기도의 문지기 중 한 명이 울린 경고음입니다. 이 문지기는 코, 후두, 기관지입니다. 이 장기들은 각자 혼자서도 기침 반사를 유발할 수 있습니다. 코안에서는 냄새 및 유해물질을 통해, 성대 부위에서는 기계적이거나 화학적 자극에 의해서, 기도에서는 염증 자극을 통해서 기침이 유발됩니다.

기침 반사는 출생 직후에 생깁니다. 태아는 횡격막 운동을 통해 임신 16주부터 자궁의 액체를 들이마시고 내뱉는데도 전혀 기침을 하지 않습니다. 분만 후 1~2달이 지나야 갓난아기에게서 기침 소리를 들을 수 있습니다. 아이들은 울음이 터지기 전에 보통 기침을 하는데, 아마도 그건 울음이 터지기 시작할 때(깊은 숨을 들이마시기 전에) 혹시 모를 이물질로부터 기도를 청소하기 위해서일 수도 있습니다.

어린이와 청소년 연령대에서 기침은 기도의 바이러스 감염이나 알레르기성 천식에 걸렸을 때 나타나며, 가장 흔한 경우는 만성 질환입니다. 전형적으로 컹컹거리는 듯한 기침이 특징이며, 환자를 몹시 괴롭히는 백일해 역시 이 연령대에 자주 나타납니다.

성인이 되면 흔히 잘 알려진 급성 원인 외에도 만성 기침이 가지는 의미는 많습니다. 전 세계 인구의 10%가 3달 넘게 지속되는 기침을 앓고 있습니다. 사실 당사자들 상당수는 만성 기침의 원인을 알고 있습니다. 바로 다년간의 흡연이 그 원인입니다.

이렇게 뚜렷한 원인이 없다면 원인불명의 만성 기침이 진단됩니다. 이 환자들에게는 좀 더 정확한 검사가 이루어져야 합니다. 원인불명의 기침을 앓는 환자들을 진단해보면 그중 절반이 거의 코, 후두, 기관지로 이루어진 '삼총사들' 중 하나에 원인을 두고 있기 때문입니다. 무엇보다도 아직 발견되지 않아 치료되지 않은 코 곁굴(부비동)의 염증이 중요한 역할을 합니다.

이 환자들의 경우 밤에 코와 인두를 통해 빠져나간 점액이 후두로 흘러 들어가 만성적 자극을 유발합니다. 어떤 환자들에게서는 속쓰림과 위산 역류가 후두와 기도의 점막 자극의 원인이 되기도 합니다. 단지 기침만 나타나는 천식의 형태도 증상의 원인일 수 있습니다. 바로 '기침 변이형 천식'이라는 것입니다.

만성 기침 환자를 위해서는 이 3가지 기침의 원천을 엄격하고 세심하게 찾아내는 것이 결정적입니다. 이 중에서 발병 원인을 알아내면 기침은 성공적으로 치료 가능합니다. 정말로 원인불명인 만성 기침은 만성 기침 환자 중 40%도 되지 않습니다. 그리고 이 환자들은 의사에게 가장 큰 도전이죠.

무엇이 잘못되었을까요? 왜 이 환자들은 뚜렷한 원인이 없는데도 계속 기침할까요? 분명한 것은 규칙적인 순환 작용이 방해를 받았고, 측정 감지자들이 왜곡됐다는 것입니다. 원인불명의 기침이나 기침 과민성 질환의 경우 기관지의 방해자 감지자들이 과도하게 예민하여, 다른 때라면 미미한 자극으로만 받아들였을 행위(숨쉬기, 말하기, 하품, 삼키기)에 의해서도 활성화됩니다.

이 독립적인 기침 질환은 만성 통증과 놀랍게도 흡사합니다. 여기서도 통증은 뚜렷한 발생 원인이 없고, 피부와 다른 장기가 통각에 과도할 정도로 예민하게 반응한 결과입니다. 당사자 중에서는 기도의 바이러스 감염이 초기의 원인인 듯한 경우도 있습니다. 감기 바이러스가 해당 질환을 이미 오래전에 극복해놓고도, 고집스럽게 기침을 남길 수 있다는 것은 잘 알려진 사실입니다.

또한 원인불명의 기침을 앓는 이들은 대다수가 여성입니다. 여성이 남성보다 더 예민한 기침 반사를 가진다는 것은 오래전부터 알려져 있습니다. 여성들의 월경이 어떤 역할을 담당할지도 모릅니다. 물론 몸속의 철 성분과 기침이 어떻게 인과적으로 작용하는지는 아직 아무도 모릅니다.

"기침이 장기간 계속되면 언제 의사의 진찰을 받아야 할까요?" 흡연자라면 언제나, 비흡연자라면 4주에서 6주간 증상이 계속되는 경우 의사에게 가는 것이 합리적입니다. 하지만 여기서도 중요한 것이 있습니다. 기침이 치료가 끝난 기도 염증의 결과라면 불안할 필요도, 의사에게 갈 필요도 없습니다. 여기서는 인내심이 좀 필요합니다.

기침은 모든 강박적 행동과 마찬가지로 심리적 표현일 수 있습니다. 다른 기침 원인이 존재하지 않을 때는 심리적 원인도 고려해 볼 수 있습니다. 이 환자들에게 기침은 흔히 큰 소리가 나고, 컹컹거리며, 잠자는 동안에는 사라집니다. 이런 기침 형태의 경우 약은 효과가 없습니다. 행동치료적인 처치들이 증상을 완화시킵니다.

우리의 가래가 고백하는 것은

만약 여러분이 식사 중에 이 책을 읽는다면, 잠시 책을 덮어도 좋습니다. 이제부터 가래라는 약간 역겨운 주제를 다룰 거거든요. 가래라는 주제로 사람들의 머릿속에 강렬한 영화관이 떠오른다고 해봅시다. 거기서 상영되는 영화는 결코 아름다운 주인공이 나오는 로맨스 영화는 아닐 겁니다.

콧물, 점액, 진창, 반질거리는 오물, 축축한 것, 끈적이는 것이 출연하는 영화입니다. 그것도 컬러 영화입니다. 뭔가 기분 좋은 색은 없습니다. 온통 초록색투성이입니다. 벌써부터 시작이냐고요? 서막인지 혹은 이야기가 이미 중간쯤 진행된 건지 모르겠다고요?

기침은 '마른 기침'과 '생산적 기침'으로 나뉩니다. 행위의 마지막에 점액 형성이 발생했는지, 아닌지에 따라 나뉩니다. 맞습니다. 마른 기침이라고 해서 정말로 마른 것은 아니며, 기도에 아무런 분비물이 안 생긴다는 말은 아닙니다. 매우 소량 형성되어서 (아니면 매우 끈적이는 종류여서) 눈에 보이는 형태로 외부로 나오지 않을 뿐이죠. 기도에는 '정말' 마른 기침이라는 것이 전혀 없다고 봐야 합니다. 그래서 기침이 '마르거나' 혹은 '생산적이거나' 하는 여부는 '점액 형성이 얼마나 많은가?'에 달려 있습니다.

가래는 기침의 동생입니다. 왜 동생일까요? 기침은 가래 없이도 가능하지만, 가래는 기침 없이 존재하지 않기 때문입니다. 기도의 과도한 분비물은 자동적으로 기침 반사를 유발합니다. 가래와 기침은 언제나 손에 손을 잡고 가는데, 기침 반사가 방해를 받은 경우를 빼면 그렇습니다. 가래는 언제나 역동적으로 내뱉을 수 있도록 생성되지는 않습니다. 때때로 가래는 스며들기만 하거나 굼벵이 속도로 느리게 출구로 갑니다.

실제로 가래는 기도 질병을 진단하는 데 중요한 단서를 제공합니다. 그 양만 중요한 것이 아니라 무엇보다도 가래의 색이 중요합니다. 가래의 색은 가래가 무엇으로 혼합되어 있는지에 관한 추론을 가능하게 해서 원인을 규명하게 합니다. 가래는 보통 기관지 분비선의 분비물로, 일단은 물로 이루어져 있습니다. 기도를 통한 분비물 운반 중에 공기 중 미립자, 병균, 세포물질대사의 폐기물을 더 함유하게 되는 겁니다.

기관지의 염증 혹은 감염의 경우에는 기관지 분비물 안에 면역 세포들이 들어 있어서, 끈적거리고 흐릿하며 색을 띠게 됩니다. 기도 전문 의사들은 그들만의 '색 이론'을 가지고 있습니다. 가래는 무지개색으로 빛납니다. 불그스름하게, 노르스름하게, 초록색, 다 합치면 흰색. 파란색만 빠집니다. 파란색 가래는 없습니다. 아니, 어쩌면 있을 수도?

• **투명하고 맑음** 이거 정말 가래 맞나요? 확실해요? 침 아닐까요? 기침해서 내뱉은 것 맞아요? 그럼 좋아요. 2주 정도 관찰해봅시다. 그러고 나서 새로 진찰 날짜를 잡읍시다. 그때에도 무엇인가가 있다면 말이죠.

• **끈적이는 흰색** 기관지 감염의 초기, 예를 들면 감기로 인한 기관지염이나 천식 환자 중에도 기침을 하며 하얀색 가래를 내뱉는 사람이 있습니다. '기침'이라기보다는 '헛기침'인가요? 그렇다면 인두가 자극을 받았거나, 염증이 생긴 것일 수 있습니다. 성대를 과도하게 사용했거나, 속쓰림 중 위산의 역류로 인해서 말이죠.

• **노란색** 중성. 지금 당장 판단할 수 없습니다. 죄 없는 흰색과 결합하기도 하고, 어떨 때는 불길한 초록색과 결합하기도 합니다. 알 것 같다고요? 노랑이니까요. 급성 기관지염에서는 보통 치료 과정을 표시하기도 합니다. 여기서 노란색은 죽은 세포들의 나머지를 통해 나타난 것입니다. 밤에 우리의 기도로 배출되는 코의 분비물 역시 노란색을 띨 때가 많습니다. 그래서 노란 가래만으로는 아직 항생제 처방을 결정할 수 없습니다. 노란색은 우유부단합니다. 그래서 예의 주시해야 합니다.

• **초록색** 전문가는 여기서 흥분합니다. 밝은 초록, 무르익은 초원의 초록, 수수한 푸른 초록. 기도학 전문가들은 초록이라는 색에 미쳐 있다고 볼 수 있습니다. '초록'의 성격 규명을 위해 표준 색채도가 만들어져 있을 정도입니다. 무엇보다도 색채도의 마지막에 있는 화농성 초록은 무엇인가 나쁜 것을 의미합니다.

화농성 초록은 사악합니다. 가래는 초록색이며 화농성일수록 더욱더 많은 염증세포들과 병균들이 발견됩니다. 초록색 가래는 병균을 사랑하고 병균을 먹여 살립니다. 고약하고, 병을 유발하는 미생물 말입니다. 초록색 가래는 적입니다! 그래서 초록은 없어져야 합니다. 혹은 적어도 색채도에서 이동해야 합니다. 밝은 곳으로, 노란색 쪽으로요. 그리고 끈적임이 줄어야 합니다.

초록색 가래는 완치되는 중인 급성 기관지염의 경우를 제외하곤, 건강한 기도에서는 절대 발생하지 않습니다. 초록색 가래를 가진 환자들은 만성 기관지염, 만성폐쇄성폐질환, 병적 동맥류, 낭포성섬유증 등 기관지성 질환들을 앓고 있습니다. 가래 제거는 이 환자들에게 아주 중요한 치료입니다. 단기 혹은 장기 항생제 투여, 가래 제거 약, 가래의 원활한 이동을 돕는 기도 및 물리치료를 통한 보충 치료가 실시됩니다.

그 외에 건강한 사람들의 경우라면 일시적인 초록 가래로 강력한 처치가 필요하지 않습니다. 급성, 바이러스성 기관지염의 완치 중에 점액이 며칠 동안 초록색을 띠는 것은 정상입니다. 한편으로, 초록색 가래에 열이나 가슴 통증과 같은 다른 증상들이 동반된다면 아마 박테리아성 감염일 것이므로 얼른 항생제를 처방받아야 합니다.

• **적갈색** 신호등과 마찬가지로, 빨강은 위험을 알리는 신호입니다. 가래가 빨갛거나 적갈색으로 물들었다는 것은 혈액이 섞였다는 것을 뜻하고, 훨씬 더 심한 폐 질환을 나타내는 표시입니다. 일단 먼저 이 혈액이 섞인 가래가 정말로 폐에서 나온 것인지를 알아내야 합니다. 대부분은 치아를 너무 심하게 닦거나, 무의식적으로 너무 심하게 코를 파서 생기는 결과입니다.

피가 섞인 가래의 원인의 3분의 2 정도가 기도의 급성 감염입니다. 그리고 모든 각혈의 90%는 짧은 시간 내에 저절로 사라집니다. 하지만 각혈 뒤에 폐결핵이나 폐암 같은 무거운 질병들이 숨어 있을 수 있으므로, 각혈은 언제나 의사에게 진단을 받아야 합니다. 이것은 특히 기침으로 많은 양의 피를 토해낸 경우 중요합니다. 이 경우는 최대한 빨리 치료해야 합니다.

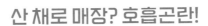

산 채로 매장? 호흡곤란!

호흡곤란을 겪어본 적이 있나요? 아마도 있을 겁니다. 인구의 절반 정도가 설문조사에서 호흡곤란을 겪어봤다고 대답했습니다. 그게 가능할까요? 설문 대상자들은 매우 건강한 상태였습니다. 혹시 착각한 건 아닐까요? 숨 막히는 상황과 헷갈린 게 아닐까요? 무엇인가가 그들의 숨을 잠시 답답하게 했던 거 아닐까요? 어쩌면 혹시 숨이 찼던 게 아닐까요?

여기서 질문이 하나 생기는데, 무엇일까요? 폐 질환의 호흡곤란과 고강도 운동으로 인해 숨이 차는 것 사이에는 차이가 있나요? 그럼요. 그걸 증명할 수 있나요? 이런 질문을 받으면 일이 조금 복잡해집니다. 호흡곤란dyspnoea은 순전히 주관적인 느낌으로, 객관적인 측량기기로 측정이 불가능합니다. 언제 어떻게 호흡곤란을 느끼는지는 당사자 본인만이 압니다. 그것으로 끝이에요.

평소 운동량이 부족한 사람은 신체에 조금만 부담이 되어도 호흡곤란을 느끼는데, 객관적 기준으로는 매우 건강한 사람임에도 불구하고 그렇습니다. 그와 반대로 폐 질환 환자는 호흡곤란에 어느 정도 익숙해서 일상생활에 거의 지장을 받지 않습니다.

호흡곤란은 통증과 같습니다. 제3자는 그것을 느낄 수가 없습니다. 호흡곤란의 강도 역시 객관적으로 측정이 불가능합니다. 우리는 오늘날 호흡곤란을 일으키는 몇 가지 메커니즘을 알고 있습니다. 이 메커니즘은 뇌의 호흡 조절과 밀접한 연관이 있습니다. 그런데 여기에 자명한 사실이 하나 있습니다. 호흡 욕구와 호흡곤란의 생물학적 의미는 '호흡 행위가 신체적 수요에 부합하느냐'의 여부에 달려 있다는 것입니다.

하지만 수요가 늘어날 때마다 호흡곤란의 느낌이 자동으로 발생하는 것은 아닙니다. 그건 추가적인 수요가 증가한 호흡에 의해 충족되지 못했을 때 일어납니다. 그러면 이 불균형은 뇌의 감각센터에서 감성적인 반응을 일으켜, 이제 호흡 욕구는 호흡곤란이 됩니다.

지구력이 필요한 운동을 하는 경우입니다. 근육의 에너지 물질 대사로부터 생긴 이산화탄소가 빨라진 호흡을 통해 폐를 거쳐 제거될 수 있는 한, 우리는 진짜 호흡곤란을 감지하지 못합니다. 신체 부담의 한계에 도달해야 상황이 달라집니다. 즉 호흡이 더 이상 증가하지 않을 때, 이산화탄소가 혈액 내에 쌓이게 되고 혈액은 산성화됩니다. 뇌 안의 조절센터는 과도하게 산성이 된 혈액에 단 하나의 해답만 제시합니다. 더 많이, 더 깊이 숨쉬기!

하지만 이것은 이제 더 이상 불가능하고, 호흡 펌프가 한계에 도달한 상태라면, 뇌에게 이것은 신성모독입니다. 내가 분명히 말하지 않았는가? 아래에서 도대체 누군가 내 말을 듣고 있기나 한 거야? 왜 '좀 더 많이!'라는 내 명령이 수행되지 않는 거지? 그러나 뇌는 화를 버럭 내는 스타일도 아니고, 직원들에게 소리를 지르지도 않습니다. 불쾌한 기분만을 조장합니다. 결국 호흡의 부정적인 느낌은 신체 활동을 멈추게 합니다.

그러니 호흡곤란이란 감지된 명령불복종에 대한 뇌의 대답입니다. 뇌와 호흡 근육의 연결이 끊어집니다. 폐 질환자에게서도 이런 메커니즘으로 호흡곤란이 생깁니다. 폐 조직이 손상되면 호흡 펌프는 편안한 조건에서도 뇌의 지시를 정확히 따르지 못할 때가 있습니다. 폐 조직의 연장 감지자들은 모든 실수를 뇌에 전합니다. 하나씩 하나씩 차근차근, 뇌의 호흡센터가 깊게, 낮게, 강하게, 천천히, 빨리라고 말하면 연장 감지자는 그 명령이 호흡근육과 폐에 의해 실천되었는지 여부를 회신합니다.

뇌가 '깊게' 호흡하기를 원했는데, 폐에 흉터가 생겨 정상적으로 확장되지 못해 '낮은' 호흡을 실행했다는 회신이 오면, 갈등이 생깁니다. 심한 과체중으로 인한 호흡곤란 역시 이렇게 설명됩니다. 복부지방이 횡격막을 눌러 숨을 들이마실 때 폐의 능력 발휘를 저해합니다. 뇌의 지시와 실제 폐의 확장분이 서로 맞지 않습니다. 초등학교에서 열리는 멀리 던지기 대회와 같습니다. 열정은 높고, 극적인 도움닫기를 하지만 결국은 망쳐버린 멀리 던지기 결과, 계획했던 30m는 실제로는 3m가 됩니다.

당신이 심한 천식이나 만성폐쇄성폐질환에 걸린 느낌을 알고 싶다면 간단히 실험해보세요. 코를 막고 얇은 플라스틱 빨대를 이용해 입으로 숨을 쉬어보세요. 불편한 느낌이죠. 뇌와 호흡근육은 빨대를 통해 열심히 공기를 빨아들이지만, 이때 도달한 호흡의 깊이는 미미합니다. 얼마 가지 않아 공황 상태에 빠집니다.

자, 여러분은 이 실험을 언제든지 끝낼 수 있습니다. 하지만 진짜 환자들은 그럴 수 없습니다. 환자는 이런 상태를 오래 견뎌야 합니다. 심지어 평생 이 증상을 안고 살아가기도 합니다. 어떻게 그럴 수 있을까요? 그럴 수밖에 없으니까요.

6.

환경오염이 미치는 영향

우리 폐는 단 하루도 휴가를 보내지 못합니다. 일해도 끝없이 쓰레기가 덕지덕지 쌓이거든요. 그런데 아무도 봐주지 않습니다. 쓰레기? 오물? 아무렴 뭐 어때. 우리가 매일 무엇을 들이마시고 사는지 볼 수 있다면, 모두 놀라 자빠질지도 모릅니다. 에어컨처럼 필터라도 갈 수 있으면 좋으련만, 폐는 그럴 수가 없습니다.

흡연, 죽음의 숨결

흡연에 대해서는 입이 닳도록 말했습니다. 여러분이 이만큼이나 읽었다면, 제가 담배를 거론하지 않는 장이 없다는 걸 눈치챘을 겁니다. 어느 장에서든 담배는 늘 악당 역할을 담당했다고요. 다들 담배가 얼마나 해로운지 알잖아요?

2018년 말보로의 생산업체 '필립 모리스'는 영국의 일간지에 전면 광고를 실었습니다. '우리는 새해 목표로 금연을 다짐합니다.' 눈을 씻고 다시 읽어야 했습니다. 끊겠다고? 담배를? 심지어 다음 줄에 이어지는 작은 글씨들은 금연을 단호하게 권고하는 메시지였습니다.

이게 뭘까요? 필립 모리스가 드디어 미친 걸까요? 홍보팀 컴퓨터가 해킹이라도 당한 걸까요? 스탠퍼드대학의 로버트 프록터 교수가 추산했듯 고객 1명당 목숨값으로 1만 달러를 벌어들이는 기업이? 이 기업은 담배를 팔며 어마어마하게 많은 수익을 올렸습니다. 그렇다면 갑자기 왜 저러는 걸까요? 그 대답은 바로 광고 안에 들어있습니다. 일단 필립 모리스가 그들을 말린다고 해서 당장 담배를 분질러버릴 사람들이 아니기 때문입니다. 그리고 금세 다른 영업 멘트가 뒤따랐습니다. '우리 회사 신상 중에 훨씬 더 건강한 제품으로 갈아탈래?'

필립 모리스는 시대의 징후를 인지했고, 자신들의 사업모델을 고민했습니다. 담배 판매량이 수년 전부터 감소하는 추세였으니까요. 언론과 대중의 시야가 닿지 않는 먼 다른 나라들에서는 담배 판매량을 늘리고 있는 이 기업이 유럽, 일본, 미국에서만 덜 해로운 제품을 판매한다는 것은 결국 연막 아닌가요?

몸에 좀 더 좋은 대체 담배가 굉장한 시장 잠재력을 가지고 있다는 인식은 딱히 새롭진 않습니다. 1953년에 이미 한 담배 회사의 대표는 인터뷰에서 이렇게 말했거든요. "우리 회사가 최초로 암 걱정 없는 담배를 생산한다면 얼마나 좋겠어?" 아마도 이 기적의 제품은 그때 이후론 기획 목록에 오르지 않았던 것으로 보입니다. 암과 함께라도 장사는 얼마든지 되니까요.

2000년대 들어서 전자담배 사용이 늘고 있습니다. 이 제품들은 냄새가 없고, 기호성과 풍미가 좋은 데다가, 무엇보다도 건강에 더 좋답니다. 그럼 이 대체물에는 무엇이 들었을까요? 우선 전자담배는 궐련을 함유하지 않습니다. 축전지가 캡슐에 든 액상을 가열하는데 이 액상은 기화되고, 입으로 빨면 흡입할 수 있습니다. 그러므로 전자담배들은 사실 기화 기기이며 거기서 생긴 안개는 콘서트 무대의 기기에서 나오는 김과 비슷합니다.

니코틴은 액상 내에 함유되어 있을 수 있지만, 꼭 함유해야 하는 것은 아닙니다. 기기에 따라, 액상에 따라 다릅니다. 전자담배를 통해 흡입된 유해물질의 양은 담배에 비한다면 실제로 90%가 넘게 적긴 합니다. 궐련 연소를 통해 담배 속에 생기는 대부분의 발암물질들은 전자담배에는 전혀 존재하지 않습니다.

하지만 발암물질 니트로사민으로 오염된 몇 가지 액상 성분이 발견됐고, 그 외에도 가열이 심하면 포름알데히드가 생길 수 있습니다. 이것 역시 발암물질입니다. 거기다 수분흡착제의 미세한 증기에 든 프로필렌글리콜은 기도의 염증을 유발할 수 있습니다.

그런데도 영국 건강위원회는 2018년 전자담배의 발암 잠재성이 기존 담배의 약 0.5%에 해당한다고 발표했습니다. 그렇다고 전자담배가 건강상 아무 문제가 없다는 것은 절대 아닙니다. 결코 평범한 기호식품도 아닙니다. 제일 중요한 것은 무엇이든 시작조차

하지 않는 것입니다. 물론 모든 흡연자가 아예 담배를 끊을 수 있다면 더욱더 좋을 것입니다. 하지만 그게 얼마나 현실적일까요? 아무리 금연 동기가 강한 흡연자라 해도, 최대 3분의 1 정도만 장기적으로 금연에 성공합니다.

영국에서는 전자담배로 매년 2만 5,000명의 비흡연자를 만들었습니다. 그래서인지 오늘날 의사들은 전자담배를 점점 더 많이 권하고 있습니다. 사실 독일 의료계는 아직은 소극적인 태도를 보입니다. 차라리 끊으라고 단호하게 얘기하지, 전자담배를 피우라곤 말하지 못하겠단 겁니다.

어떤 의사들은 전자담배를 마약성 약물로 간주하기도 합니다. 또한 자칭 '무해성'은 흡연에 대한 사회적 수용을 끌어올리고, 청소년의 소비를 유도할 수 있습니다. 그렇게 되면 '진짜' 제품으로 가는 길은 어렵지 않습니다. 미국에서는 전자담배를 새로 시작하는 사람의 수가 전자담배의 도움으로 '진짜' 담배를 끊는 흡연자의 수를 넘습니다.

주식 상장된 거대한 궐련 기업들은 그들의 고객이 꽁초에 매달리는 것처럼 성장에 매달립니다. 대기업들은 그들의 전략으로 이미 무언가 이루었습니다. 대체물에 대한 토론이 대중과 언론을 지배한다는 것입니다. 이 토론은 원래의 핵심 주제에서 관심을 돌립니다. 오랜 흡연 문제가 해결되려면 아직 멀었습니다. 수많은 금연구역, 금연 캠페인에도 불구하고 여전히 매년 60억 개의 담배가 팔립니다. 앞으로도 폐 전문의들은 수십 년 동안 흡연의 결과를 다루게 될 것입니다. 이 책을 손에 쥔 여러분이라도 끊으시길 바랍니다.

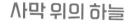

사막 위의 하늘

깨끗한 공기라는 건 대체 뭘까요? 얼마나 깨끗해야 할까요? 허용치는 얼마나 안전할까요? 그리고 대체 누가 이 실천을 관리하고, 위반에는 제재를 가할까요? 궁금하죠? 제가 대답해드리겠습니다. 깨끗한 공기는 적어도 유해물질이 없어야 합니다. 외부 공기의 질은 근본적으로 4가지 중요한 유해물질의 함량을 기준으로 규정됩니다. 바로 황산화물, 질산화물, 오존, 미세먼지입니다.

　앞의 3가지는 화학적으로 정의된 가스이지만, 미세먼지는 혼합 물질입니다. 세계보건기구는 세계 많은 지역에서 이 4가지 주요 유해물질을 모니터링하고 공기 측정값을 병의 발병과 사망사건과의 연관 속에서 평가합니다.

　모든 유해물질이 인간에 의해 발생하는 것은 아닙니다. 산업이 없는 자연 상태에서도 적은 양이나마 이 물질들을 통한 공기오염은 존재합니다. 의사와 통계학자들은 이 데이터를 가지고 유해물질의 공기 중 농도가 어느 정도여야 인간에게 위험한지를 밝히려고 노력합니다. 쉽게 들리지만 매우 어려운 일입니다. 왜냐하면 대부분의 유해물질은 공기 중에서 직접적인 건강상 손해를 유발하는 것이 아니라, 수년간의 영향을 받은 후에 나타나기 때문입니다.

　그리고 그나마도 언제나 누구에게나 발병하는 것도 아닙니다. 흡연과 같습니다. 공기 중 유해물질은 특정한 질병들과 사망의 위험도를 높입니다. 그러한 주민들을 대상으로 하는 광범위한 연구 결과는, 통제되는 실험실 연구보다 훨씬 더 복잡합니다. 대기 중 유해물질 외에도 다른 요인이 영향을 미치니까요. 비만, 위생, 흡연 등등. 이런 종류의 연구가 이미 가진 단점이어서 비판자들의 공격을 받는 경우가 많습니다.

　"1만 2,000명이 디젤 배기가스 때문에 죽었다고? 그들이 다 어디 출신인데요? 나는 디젤 배기가스 때문에 죽은 사람을 한 명도 모르는데. 다른 이유 때문인 거 아니에요?"라는 말이 무조건 틀린 것은 아니지만, 너무 짧은 안목의 사고입니다. 급성 담배연기중독으로 죽은 사람을 본 적은 없지만, 이미 수많은 흡연자가 폐 질환으로 죽었습니다. 이 방법은 비교적 정확도가 다소 떨어질 수는 있지만, 그렇다고 해서 결과들이 덜 확신할 만한 것이라고는 볼 수 없습니다.

질소산화물, 오존, 미세먼지의 경우 기도 질병의 악화, 발병, 사망과의 연관성이 분명히 존재합니다. 디젤엔진으로부터 나온 질소산화물은 천식과 만성폐쇄성폐질환 환자들에게 호흡곤란과 급성 발작을 일으킵니다. 사망의 경우에도 간접적으로 원인을 제공합니다. 질소산화물은 훨씬 더 위험한 유해물질인 오존과 미세먼지의 원천이기 때문에, 더 큰 문제가 됩니다.

냄새 없는 가스인 오존은 땅바닥 가까이에서 생깁니다. 그래서 오존은 여름 스모그의 전형적인 대리자로 통합니다. 겨울에 독일에서는 거의 측정되지 않습니다. 오존은 질소산화물과 마찬가지로 일단 천식 환자에게 위험합니다. 건강한 사람도 높은 오존 농도에서는 기침, 호흡기 자극, 호흡곤란 같은 증상이 나타납니다. 하지만 아직도 장기간 오존 노출이 건강한 사람에게서 천식이나 만성폐쇄성폐질환을 유발하는지는 의견이 분분합니다. 환경청에 따르면 적어도 오존이 암을 일으킨다는 의심은 존재합니다.

사실 인간을 위협하는 가장 큰 대기오염물질은 미세먼지입니다. 미세먼지가 어째서 그렇게 위험하냐고요? 미세먼지란 공기 중 부유하는 물질의 혼합인데, 이름처럼 정말 정말 미세한 크기입니다. 그 작은 크기를 무기로, 공기와 함께 하기도에 들어가서 손상을 입힙니다. 발병을 위해서는 직경 2.5㎛ 미만의 미립자와 직경 0.1㎛ 미만의 초미세먼지만이 의미가 있습니다. 이 미립자들은 너무나도 미세한 나머지 폐포 안까지 들어갈 뿐만 아니라, 심지어는 이 폐포들을 통과해 혈액 안으로까지 도달하여 염증을 유발합니다. 심장병이나 뇌졸중 같은 중증 질환의 시작점일 수 있습니다.

　물론 미세먼지를 늘 사람이 만들어내는 건 아닙니다. 도시의 미세먼지는 대부분 디젤엔진, 발전소 및 난방시설의 연소 생성물로 이루어져 있지만, 브레이크나 자동차 타이어의 마찰에서도 만들어집니다. 지리적 환경에 따라 모래나 돌가루들도 미세먼지에 함유되어 있습니다. 그중에서 첨단 가솔린 엔진들은 초미세먼지 입자를 디젤보다 더 많이 생성합니다.

　미세먼지는 폐 건강에 극도로 위험한데, 기도에 급성·만성 염증을 유발하기 때문입니다. 하지만 여기서 무엇보다 정말 중요한 걸 놓치면 안 됩니다. 미세먼지는 꽃가루, 동물 알레르기, 발암물질과 같은 다른 공기 미립자들의 운반자 역할을 합니다. 이것들은 미세먼지를 타고 하기도로 깊숙이 운반되어, 그곳의 유해한 작용 안에서 강화됩니다. 미세먼지는 이미 존재하는 기도 질환을 악화시킬 뿐만 아니라 직접 유발할 수 있습니다. 주로 만성 기관지염, 만성폐쇄성폐질환, 천식, 폐암을 유발합니다.

심지어 미세먼지는 폐 섬유증의 원인으로도 혐의가 있어 보입니다. 그중에서도 차도 바로 옆에 거주하는 사람들이 가장 취약합니다. 미세먼지 속에 디젤 입자와 함께 들어있는 꽃가루는, 그렇지 않은 꽃가루에 비해 3배나 더 많이 알레르기원으로 작용합니다. 그렇게 해서 더 높은 미세먼지 농도에 노출된 아이들이 알레르기에도 더 높은 취약성을 보이는 현상이 나타나죠. 박테리아나 바이러스 감염률 역시 미세먼지로 인해 높아집니다. 동시에 폐렴의 위험성이 눈에 띄게 상승합니다. 이 정도면 만병의 근원이네요.

2017년 하버드대학이 최대 규모의 장기 연구 결과를 발표했고, 세계은행은 미세먼지를 고혈압, 흡연, 혈액 내 당 수치 및 지방 수치 다음으로 가장 큰 리스크라고 명명했습니다. 2015년에는 420만 명의 사람이 대기오염으로 사망했는데, 그중에 86만 명은 만성폐쇄성폐질환으로, 67만 명은 폐 염증으로, 28만 명은 폐암으로 사망했습니다. 사망자 중 59%가 남아시아 및 동남아시아 사람들이었는데, 매년 평균적으로 가장 높은 미세먼지 농도 수치가 측정되는 곳입니다. 미세먼지로 사람이 죽었다니, 혹시 아직도 안 믿긴다고 생각 중인가요?

이 수치는 매우 충격적으로 들리겠죠. "내 주변엔 미세먼지로 죽은 사람 없는데?"라고 대답하고 싶겠죠. 그럼 이 모든 게 너무나 과도한 한탄일 뿐일까요? 뭐, 그렇게도 볼 수 있습니다. 모든 것은 관점의 문제입니다. 하지만 우리에게는 정확한 팩트가 있습니다.

독일에서도 매년 사람들이 미세먼지로 죽어갑니다. 연구자들은 7,000명 정도를 말합니다. 이것은 교통사고 사망보다도 2배나 많은 수치입니다. 물론 독일에서는 여전히 흡연과 비만이 병을 일으키는 가장 큰 원인입니다. 거기에 비해 미세먼지는 단지 약 3%에 해당할 뿐이며, 알코올이나 운동 부족에 비하면 절반밖에 되지 않습니다.

그렇다고 이 숫자들은 하찮은 것으로 치부할 게 아닙니다. 대기오염이 병을 유발한다는 사실만은 분명합니다. 미세먼지는 사람을 죽이고, 거기에는 한 점의 의심도 없습니다. 질소산화물의 경우와 달리 미세먼지는 지금까지 분명한 표준치가 정해지지 않았습니다. 아주 적은 농도에서조차 이미 기도와 심장 순환계 질환의 리스크를 높이는 데도 말입니다. 미세먼지에 관해서 이미 이룬 성과나 다른 나라들을 지적하는 것으로는 부족합니다. 여기에는 각 나라의 정부와 미세먼지 유발자가 책임져야 합니다. 미세먼지는 적으면 적을수록 좋습니다.

대기오염물질에 대한 세계보건기구의 권고 표준허용치는 논쟁의 여지는 있지만, 정치적이지는 않습니다. 그것은 하나의 간단한 논리만을 따릅니다. 이 표준치는 모든 이의 건강을 가장 최선으로 지킬 수 있는 목표로 방향을 잡습니다. 경제적이나 기술상의 실현가능성을 기준으로 삼지 않습니다. 디젤 차량의 잔존판매가치도 고려 대상이 아닙니다. 의사들이 환자들의 이해관계를 대변하지 않는다면 누가 그걸 한다는 말일까요?

질소산화물 허용치에 대한 공격적 논쟁을 지켜본 사람들은 천식을 앓는 아이들이 벼랑 끝으로 밀려났다는 인상을 받을 것입니다. 방해자들이며 경제성장을 멈추기 위해 생태계 극단주의자들이 지어낸 환영이라는 것이죠. 더욱더 나은 공기는 사회적 의지의 문제입니다. 그리고 그것이 가능하다는 것은 다른 나라들의 경험이 보여줍니다. 미세먼지 절감은 효과가 있습니다. 아주 빠르고 측정 가능한 효과입니다.

미국 어린이들의 경우 공기 질이 더 나은 지역으로 주거지를 옮기자, 미세먼지로 중단되었던 폐의 성장이 단기간 안에 정상화되었습니다. 베이징에서는 2008년 하계 올림픽 기간 동안 천식으로 인한 응급실 입원 숫자가 40% 줄었습니다. 이 기간 동안 산업과 교통의 배기량이 광범위하게 제한되었던 것인데, 그 제한의 종결과 함께 입원 환자는 다시 빠르게 늘었습니다.

브라질에서는 미세먼지의 본질적인 요인이었던 화재 위협이 억제되자 일반적 사망률이 당장 다음 해부터 줄었습니다. 추정컨대 매년 1,700명의 목숨을 이런 식으로 구할 수 있습니다. 여전히 계속해서 좋아지고 있습니다. 의심할 여지가 없습니다. 하지만 독일에서는 어떤 조치가 미세먼지를 가장 많이 줄일까요? 그리고 그것은 얼마나 의미가 있을까요?

어떤 조치들이 결정되든 간에, 그 결과는 학문적 기준에 따라 엄격히 평가돼야 할 것입니다. 하나의 논리만 계속 주장되어서도 안 됩니다. 즉 심한 제재들은 산업계에는 경제적 무리라는 논리 말입니다. 농경사회로 추락하고 멸망할 것이라는 타령을 우리는 50년 전부터 계속 듣고 있습니다. 그리고 여전히 살고 있습니다.

강철 산업 종사자들은, 먼지와 연기는 그동안 기술적으로 최대한 퇴치되었다고 합니다. 더 이상은 경제적으로 감당할 수 없다고 합니다. 안 그러면 자동차 산업을 위한 강철 생산에 차질이 생긴다고요. 강철 산업 외에 자동차 배기가스 역시 마찬가지로 나쁘다는 것입니다.

어디선가 이미 많이 듣던 말입니다. 오늘날 폭스바겐만 해도 1960년도보다 10배 넘게 자동차를 생산합니다. 그렇다면 1980년대의 산성비와 발전소의 황성분 제거는? 황성분 제거 비용이 너무 비싸서, 전기세가 낼 수 없을 정도로 비싸진다더군요. 독일의 전등이 다 꺼질지도 모른다고 했습니다. 그런데 어떤가요? 전등불은 아직도 밝게 빛납니다. 1990년 이후에 독일이 기술 개발을 통해 미세먼지, 질소산화물, 황산화물 배기량을 50%에서 90%나 줄였는데, 독일 국내 총생산량은 2배도 넘게 늘었습니다.

깨끗한 공기는 경제성장에 제동을 걸지 않습니다. 2015년 버락 오바마에 의해 발기된 '청정전력계획' 이후 깨끗한 공기에 투자한 돈은 1달러당 적어도 7달러 이상의 수익률을 올렸습니다. 건강비용 절감, 개선된 생산성, 노동 중지의 감소 덕분이었습니다.

환경보호는 경제적으로도 이득입니다. 많은 디젤 차량 구매자들도 살면서 환경에 좋은 일을 하고 있다고 믿은 적이 있겠죠. 하지만 이 자동차들은 얼마 전까지 환경에 지독하게 해롭다고 보고되었습니다. 이 자동차의 이산화탄소 배출량을 휘발유 자동차보다 훨씬 많이 줄여야 합니다.

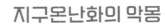

지구온난화의 악몽

2016년 11월 21일 호주 멜버른 하늘에서 갑자기 폭풍우가 형성 됐습니다. 그날은 맑고 해가 아주 쨍쨍한 아름다운 월요일이었습니다. 정오 무렵 온도계는 35도를 가리켰고, 무성한 식물들은 호주의 봄이 끝날 때까지 꽃이 만발했습니다. 너무 덥다고 느끼지 않는 사람은 늦은 오후에 야외에서 이 여름의 전령을 만끽했습니다. 어른들이 바비큐를 준비하는 동안 아이들은 밖에서 뛰어놀았습니다.

하지만 여름이 오기 전, 이 풍경은 오후 6시쯤 급박한 종결을 맞았습니다. 단 몇 분 안에 외부 기온이 21도로 떨어졌고 하늘이

어두워지며 사람들이 집 안으로 대피하기도 전에 심한 폭우가 쏟아졌습니다. 수분을 머금은 공기가 거의 시속 100km/h로 도시 변두리와 도심을 쓸었습니다. 집들이 파괴되고, 지붕이 날아갔으며, 나무들이 쓰러지며 주차된 자동차들을 파손했습니다.

하지만 폭풍우가 가져온 진짜 위험은 이게 끝이 아니었습니다. 폭풍은 건조한 바닥에서 수천 톤의 먼지를 끌어올려 천둥 번개가 치고 있는 대기로 퍼뜨렸습니다. 이 먼지 안개는 얼마 전 꽃을 피웠던 수십억 개 꽃가루 알갱이들을 날렸습니다. 이 알갱이들은 마치 목마른 사람처럼 악천후의 습기를 빨아들였고, 본래 크기의 몇 배나 되도록 부푼 후 거대한 식물 불꽃놀이인 양 산산이 부서져 미세먼지가 되었습니다.

이 꽃가루와 미세먼지로 이루어진 안개는 기도의 아주 작은 구석까지도 들어가 쌓였습니다. 몇 분 지나지 않아 지옥의 문이 열렸습니다. 오후 6시가 조금 넘은 시각, 구조업무 담당 부서에 응급 전화들이 빗발쳤습니다. 그 이후 5시간 동안 구조 요청은 거의 2,000건에 달했습니다.

멜버른의 주민들은 글자 그대로 숨이 막혔습니다. 구조요원들은 빗발치는 전화를 다 소화하지 못해, 우선 가장 심한 천식 환자들에게 먼저 달려갔습니다. 그나마 어느 정도 말할 수 있었던 사람들은 야간 비상 약국으로 보냈습니다. 이 약국 앞에는 기다리는 사람들이 길게 줄을 섰고, 몇몇 약국은 짧은 시간 안에 수백 개의 스프레이가 동이 났을 정도로 수요가 많았습니다. 병원과 야간 비상 외래의원들은 입구와 접수창구 홀 안에 간이 집합소를 마련하여 들이닥치는 천식 환자를 돌봤습니다.

마침내 폭풍우가 가라앉자 사태의 규모를 보여주는 충격적인 통계가 집계되었습니다. 무려 8,500명이 멜버른 종합병원에서 천식으로 치료를 받았고, 그중 9명의 환자는 결국 견디지 못하고 사망했습니다. 멜버른 지역 구조업무 담당 부서의 대변인은 2016년 11월 21일의 악천후 폭풍을 테러 공격과 비교할 정도였습니다. 정확히 무슨 일이 일어났던 것일까요?

폭풍 동안 일어난 재난적인 천식 유행은 희귀한 사건입니다. 기온, 습도, 풍속, 꽃가루의 밀도가 특별히 치명적으로 결합해야만, 멜버른 사태 같은 천식 유행을 유발할 수 있습니다. 거의 모든 피해자가 원래 꽃가루 알레르기를 앓던 사람이었지만, 그 이전에 천식을 앓던 적은 없었습니다. 크기 때문에 하기도에 도달하는 일이 거의 없는 보통 꽃가루 알갱이와 달리, 초미세 악천후 꽃가루는 가장 작은 기도들조차도 덮쳤습니다. 게다가 미세먼지 입자와의 혼합이 꽃가루를 더욱더 공격적으로 만들었습니다. 그렇게 해서 천식 발작이 일어났던 겁니다.

그렇게 오래 거슬러 가지 않아도, 멜버른 사건 이전에 이미 비숫한 사건이 있었습니다. 1994년 런던에서, 2004년 나폴리에서, 2013년 이란에서, 마지막으로는 2016년 쿠웨이트와 사우디아라비아에서도 있었습니다. 멜버른 자체도 이미 2010년에 비슷한 발병을 겪었습니다. 이 사건들의 특수성은 곧 없어질지도 모릅니다. 기후변화가 그것을 '희귀한 일'이 아닌 '보통의 현상'으로 바꿀 수 있으니까요.

대부분 사람들에게 녹아내리는 극지방의 빙산, 땀 흘리는 북극곰, 인도양으로 가라앉을 몰디브의 산호초, 미래에는 영국 남부에서 생산될 적포도주. 이런 것으로 당신은 점수를 딸 수 있습니다. 굉장히 의식 있는 사람 같죠? 독일에서도 기후변화는 의료인들에게 새로운 도전입니다.

특히 중요한 것은 바로 폐입니다. 글로벌 지구온난화는 분명히 폐에 영향을 미칠 것입니다. 하지만 과연 폐 건강에 어떤 작용을 미치게 될까요? 예방이나 그 결과의 관리를 위해서 어떤 조치들이 가능하고, 의미 있을까요?

염려되는 것은 무엇보다 극단적인 날씨 상황, 대기오염, 감염병, 알레르기원의 증가입니다. 폭염은 정말 어느 대륙, 어느 나라에서든 흔해질 겁니다. 2003년 여름 폭염 기간 동안 동부 유럽에서는 예년 여름 평균보다 4만 명이 더 사망했습니다. 이 당사자들 대부분이 65세를 넘는 연령이었고, 기도 질환을 앓고 있었습니다.

폭염이 폐랑 무슨 상관인가 싶죠? 여름에는 태양 아래 공기 중 오존과 미세먼지 농도가 높아지고, 열기와 공기 중 유해물질이 불길한 연합을 형성합니다. 더불어 폭염은 기도를 바짝 말리고 기온에 좌우되는 신경섬유를 통해 기관지의 발작 경향을 높입니다. 기도 질환에 아주 치명적이죠.

점액섬모청소기관 역시 건조해지면 곤란합니다. 미세먼지 입자와 오존은 이미 손상된 기도에 심각한 손상을 입힙니다. 심한 천식이나 만성폐쇄성폐질환 발작, 기도 염증과 폐렴까지도 유발할 수 있습니다. 폐 전문의의 과제는 아예 폭염 기간의 시작 단계부터 이 환자들과 행동 방식에 대해 이야기 나누는 것입니다. 예방책으로는 매일 수분 섭취 늘리기, 야외에서 머무는 시간제한, 집 안과 침실의 냉방이 있습니다. 기도 질환 치료의 잠재적 적용은 간단하면서도 효과적인 기본 수칙입니다.

기후변화는 폐의 감염 발생에도 역시 영향을 미칩니다. 이것은 무조건 나쁘기만 한 것은 아닌데요. 감기나 폐렴처럼 특정 시즌을 타는 감염들은 오히려 그 빈도수가 줄어들 수도 있습니다. 그와 동시에 폐 전문의들은 환자들이 얼마 전까지만 하더라도 이색종으로 여겼던 병균에 감염될 것을 예상해야 합니다. 그리스 말라리아의 재창궐, 이탈리아와 루마니아의 웨스트나일열 바이러스, 열대성 남유럽의 제한적인 치쿤구니야 열 발병은 새 병원균의 대륙 정복을 알리는 첫 전령입니다. 철새의 이동 변화 역시 조류독감 바이러스의 새로운 발전을 통해 위협이 될 수 있습니다.

글로벌 온난화로 독일에서도 습한 악천후 폭풍의 빈도수가 늘고 있습니다. 미래에는 더 길고 더 심할 것이며, 꽃가루 알레르기원의 종류도 온기를 좋아하는 식물의 이주로 인해 그 범위가 더 넓어질 것입니다. 도시나 도시 밀집 지역의 식물들은 배기가스의 영향으로 특히 더 많은 꽃가루를 생산해내고, 이것은 미세먼지와 결합해 알레르기를 일으키는 원인으로 작용할 것입니다. 그로 인해 어느 지역에서 멜버른 같은 폭풍우 사태가 일어날지 모릅니다. 아무래도 준비를 하는 것이 좋겠습니다.

예를 들어 멜버른은 효율적인 조기 경고 시스템이 이 악천후 폭풍의 엄청난 힘을 완화시킵니다. 집에 머물 수 있었던 사람들은 거의 아무 영향도 받지 않았으니까요. 그리고 위험 계층 환자들에게 천식약을 미리 공급했더라면 응급 전화는 그렇게까지 필요 없었을지도 모릅니다. 그것이 바로 미래의 '천식 폭풍'을 좀 더 안전하게 관리하기 위해 이제 호주의 폐 전문의들이 관철하려는 조치들입니다. 아, 이거 하난 예측할 수 있겠네요. 폐 건강을 위해 날씨 앱이 점점 더 중요해진다는 것입니다.

거꾸로 가는 길은 없다

나이 드는 것은 병이 아닙니다. 미국 식품의약국은 그렇게 말합니다. 심지어 식품의약국은 노화 방지 치료법을 개발하는 것도 허락하지 않습니다. 하지만 걱정하지 마세요. 어느 곳이나 예외는 있지 않겠어요? 당연히 노화를 전제로 한 질병들은 치료받을 수 있습니다. 차이가 뭐냐고요? '정상적' 노화와 '비정상적' 노화로 인한 빠른 장기 기능 손실을 구분해야 합니다.

정상적 노화란 장기들의 생물학적 기능이 각자의 나이에 알맞은 것을 말합니다. 만일 그렇지 못하다면? 긍정적인 경우 젊음을 잘 유지한 것이고, 부정적인 경우 좀 늙어 보일 겁니다. 조기 노화란 간단히 말해서 우리를 이루는 구성 요소 위에, 즉 세포의 차원에서 노화 과정이 보통의 경우보다 더 빨리 진행된 것입니다. 생물학적 관점에서 왜 세포가 늙는지는 오늘날까지도 합리적인 답을 찾지 못하고 있습니다. 하지만 어떻게 늙는지는 아주 잘 알죠.

우리는 '왜'라는 질문을 던질 권리가 있습니다. 왜 늙는 건가요? 찰스 다윈이 '적자생존'을 언급하지 않았던가요? 우리가 40대 중반에 노안이 오고, 50대에는 머리카락이 하얗게 세며, 60대에는 엉덩이가 바지 안에서 축 늘어지고, 70대가 되면 높은 주파수의 음이 귀에 들어오지 않는다면, 이게 도대체 '환경에 적응하는 것'과 무슨 상관인가요?

오히려 도마뱀은 꼬리가 잘려도 새것으로 자라나고, 벌거숭이 뻐드렁니쥐는 매우 느린 속도로 늙으며, 어떤 아메바들은 아예 죽지 않습니다. 왜 우리는 그렇지 못한가요? 다윈은 인간이 언젠가 그렇게 늙게 되리라는 걸 예상하지 못했기 때문이라고 말할지도 모릅니다.

사실 150년 전만 해도 아무도 불평하지 않았습니다. 기대수명은 고작 50세에 불과했고, 주름살, 요실금, 관절염, 난청 같은 노화 증상은 알려지지 않았습니다. 그렇게 오래 살지 않았으니까요. 그런데 현대인의 평균 기대수명은 약 80세에 이릅니다. '백세시대'라는 말이 너무 익숙해졌습니다. 그러니 우리의 생물학적 시계

는 50세가 지나면 계속해서 말할 뿐입니다. "이제 자연으로 돌아
갈 시간이 됐어요!"

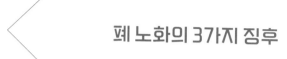

폐 노화의 3가지 징후

좋은 소식부터 먼저 알려드리죠. 폐의 정상적인 노화 과정은 우리에게 심각한 영향을 미치지 못합니다. 폐는 많은 양의 기능을 비축하고 있어서, 나이가 많아도 신체적 성능을 제대로 발휘할 수 있습니다. 하지만 다를 수도 있습니다. 폐의 노화 과정은 외부 요인들에 의해 가속화될 수도 있기 때문입니다. 폐의 조기 노화는 거의 언제나 막을 수 있습니다. 그러기 위해서 몇 가지를 주의해야 합니다. 그리고 무엇보다도 폐가 어떻게 늙는지를 이해해야 합니다.

폐 노화의 첫 번째 단면은 장기 그 자체와는 간접적으로만 관련이 있습니다. 노령의 나이에는 흉곽의 건축이 변합니다. 척추체,

늑골, 추간판의 모양이 왜곡되고 흉부 척추가 앞으로 굽는데, 심한 경우에는 곱추가 생길 정도로 굽습니다. 모든 흉부 척추전만증은 폐의 확장과 유연성에 방해가 됩니다. 각 늑골 사이의 거리는 좁아지고, 횡격막이 고정된 하부 늑골 아치는 척추에 바짝 가까이 밀립니다. 그렇게 되면 늑골간근과 횡격막은 작업에 방해를 받고 폐의 용적이 줄어듭니다.

더 나쁜 것은 외부 폐 부위가 더 이상 늘어나거나 통풍되지 못한다는 것입니다. 기관지 청소 작용이 방해를 받으면서 점액성 카타르, 만성 기관지염, 폐렴의 위험이 증가합니다. 여기서는 여성들이 특히 더 위험합니다. 흉곽 변형의 원인은 골다공증일 때가 많은데, 약 80%의 경우가 여성입니다. 무엇보다도 갱년기에 떨어지는 에스트로겐 수치, 비타민 D 결핍, 운동 부족, 흡연 같은 생활 습관이 골다공증의 주원인입니다.

가장 중요한 호흡근육인 횡격막 자체도 노화합니다. 40세가 넘으면 근육의 힘이 매년 2%씩 줄어듭니다. 굉장히 서럽죠. 횡격막의 근력 감소는 노령기에 폐의 통풍 감소를 촉진합니다. 더욱더 비중이 높은 것은 기침 반사의 영향인데, 이 기침 반사는 기관지 청소에 아주 중요합니다.

노령에서 횡격막의 최대 근력이 사라지면, 기침이 나오기 전 압력이 감소합니다. 기침은 약해지면 최악의 경우에는 오염물질이 쌓입니다. 이게 바로 나이가 들수록 폐 감염에 더욱더 취약해지는 이유입니다.

여러분은 횡격막이 약해진다는 것을 느끼시나요? 횡격막의 근육을 측정할 수는 없지만, 신체의 다른 근육 그룹과 똑같은 성격을 가집니다. 그래서 전체 신체 근육에 대한 측정은 횡격막의 진단을 가능하게 합니다.

횡경막은 외부에서 육안으로 인지할 수 있는 것이 아닙니다. 의사나 전문가는 간단한 측정만으로도 우리의 근육이 소실되고 있는지 아닌지를 진단할 수 있습니다. 좋은 소식이 있습니다. 다른 골격 근육과 마찬가지로 횡격막 역시 트레이닝이 가능합니다. 예를 들어 특별한 호흡 기술을 통해서요.

폐 노화의 두 번째 단면은 점액섬모청소기관 기능의 감소입니다. 이 기관지 청소부들의 꼼꼼함은 해가 지날수록 눈에 띄게 줄어듭니다. 우리 기관지의 세척력은 75세가 되면 35세에 비해 절반 정도밖에 되지 않습니다. 이물질 입자나 병균은 노인의 고속도로에서는 1분당 약 5mm의 여행속도로 이동하는 데 반해, 대학생의 고속도로에서는 1분당 10mm의 속도로 이동합니다. 자전거 대 오토바이의 대결입니다.

이것은 무엇보다 노령기에 섬모의 운동 빈도가 현저하게 줄어드는 데 기인합니다. 대부분의 노인은 흔히 물을 너무 적게 마시기도 하는데요. 그래서 기관지 점액이 더 뻑뻑하고 끈적거립니다. 이 점 역시 효과적인 청소를 저해하는 요인입니다. 아무쪼록 물을 많이 마시세요. 가장 가성비 좋은 보약입니다.

나이가 드는 것만으로 이미 기도 염증의 위험성이 높아집니다. 유해물질 입자 역시 노인들은 효과적으로 배출하지 못하고, 그래서 젊은 사람에 비해 대기오염의 위험에도 더 심각하게 취약합니다. 기도의 청소기관이 조기에 늙어버리는 경우에는 특히 더 위험한데, 빈번히 반복되는 기도 염증, 공기 중 유해 물질, 흡연 등의 외부 영향에 의해 조기 노화가 올 수 있습니다.

기도 염증이 완치되지 않으면 섬모의 외부 세포층이 충분히 보수되지 못합니다. 기관지 분비선은 그것을 조절하기 위해 더 많은 점액을 만들어내고, 기침과 가래를 동반한 증상들은 몇 주간 계속될 수 있습니다. 가끔은 그렇게 해서 만성 기관지염이 생기기도 합니다.

여기서는 공기 중 유해 물질이 담배 연기나 미세먼지같이 비중이 큽니다. 상피세포 방어체계의 손상으로 인해 염증 경향이 높아지고, 그와 동시에 이 염증 완치가 방해를 받기 때문입니다. 단 한 개비의 담배를 피우는 것만으로도, 이미 섬모의 청소기능을 며칠 동안 감소시킵니다. 규칙적인 흡연자는 섬모를 덜 가지고 있고, 그나마 남은 섬모들의 기능마저 망가집니다.

간접흡연과 미세먼지는 유년기 때부터 섬모를 조기 노화시킵니다. 이 2가지 요인들은 아이들에게서 감염의 완치를 저해하여 만성 폐 병력의 출발점이 됩니다. 그러니까 집에 아이가 있다면, 특히 금연을 권하겠습니다. 정신 차리길 바랍니다.

그리고 폼알데하이드와 미용실의 헤어스프레이 혹은 목수 작업장의 대패 같은 직업적 유해물질들도 원하지 않겠지만, 청소기능 저하에 많은 기여를 합니다. 대기 유해물질의 거부는 기관지 청소기능 유지를 위한 가장 중요한 전략입니다.

"뭐든지 옛날이 훨씬 나았지." 이 문장을 한 번이라도 말한 적 있나요? 무안해하지 마세요. 저 역시도 가끔 그런 생각이 드니까요. 심지어 폐에 있어서는 그 문장이 딱 들어맞습니다. 적어도 여러분이 21세를 넘은 사람이라면 그렇습니다. 그럼 소리 높여 반론의 여지 없이 외쳐도 됩니다. "뭐든지 옛날이 훨씬 나았지!" 날마다, 아주 남은 여생 동안 외치세요.

호흡 가능한 폐의 용적은 태어난 날부터 약 22세가 되기까지 자랍니다. 그 뒤에는 이 성장곡선이 변곡점을 맞고, 이때부터는 모든 것이 나빠지기만 합니다. 폐 용적은 점점 줄어듭니다. 계속 내리막길이기만 합니다.

하지만 이 내리막길은 아름다운 날씨에서 느긋하게 가는 마차의 속도로 진행됩니다. 매년 용적 감소량은 불과 10~15mL일 뿐입니다. 즉 당신이 만일 22세 생일에 4L의 폐 용적을 가졌다면, 72세가 되어도 여전히 3.5L나 됩니다. 그리고 당신이 설령 100세가 되어도 거의 3L나 되니 여전히 충분히 여유롭습니다. 다른 장기 기능에 비해 거의 사치라고 느껴질 정도입니다.

그럼 우리 폐 용적은 도대체 왜 줄어드는 걸까요? 우리에게 주름살이 생기는 것과 똑같은 이유입니다. 폐의 결합 조직이 힘을 잃고 늘어져 탄력성을 잃습니다. 그러니 나이가 들면 엉덩이만 바지 안에서 아래로 처지는 것이 아니라, 폐 역시 흉곽 안에서 처집니다. 폐가 얼마나 생기를 잃었는지는 흡연자의 얼굴에서 읽을 수 있습니다.

영국의 연구자들은 얼굴 부위의 주름살 깊이가 폐 조직의 탄력성을 반영한다는 것을 밝혀냈습니다. 어떻게 그런 일이? 텔로미어 때문입니다. 텔로미어는 흡연할 경우 피부 세포에서나 폐의 지지 세포에서나 똑같은 속도로 짧아집니다. 비흡연자에 비해 훨씬 빨리 짧아지고요. 폐가 단순히 노화가 아니라 조기 노화하면, 느긋한 마차에서 갑자기 승마하는 것 같은 속도로 바뀝니다.

흡연만큼 세포의 노화를 촉진하는 것은 아무것도 없습니다. 30년 동안 하루에 한 갑을 피웠던 50세 흡연자의 텔로미어는 비흡연자보다 30% 더 빨리 늙습니다. 그의 폐는 60세의 것처럼 조기 노화됐습니다. 거기에 흡연과 배기가스에 들어 있는 유리기들은 기관지에 염증을 유발해, 이것이 다시 노화 과정을 더 가속화시킵니다. 이른바 염증 노화입니다.

이 진행 과정들은 폐 용적 감축의 양이 매년 10~15mL이던 것을 40~50mL로 올리고, 어떤 경우에는 심지어 100mL를 초과해 가속화됩니다. 이것이 혹시 여러분에 귀에 여전히 적게만 느껴진다면 합산해보세요. 당장 20~30년 후에는 숨 쉴 수 있는 공기조차 얼마 안 될 것입니다. 삶의 질은 애당초 물 건너가고, 그 대신에 장애나 죽음의 위험이 남습니다. 이 자유 낙하를 막을 수 있을까요? 막을 수 있습니다. 그 낙하산의 이름은 바로 금연입니다. 담배를 끊으세요. 여러분은 다시 소중한 시간을 얻게 될 겁니다.

Part 3.
병의 시작, 죽음의 끝

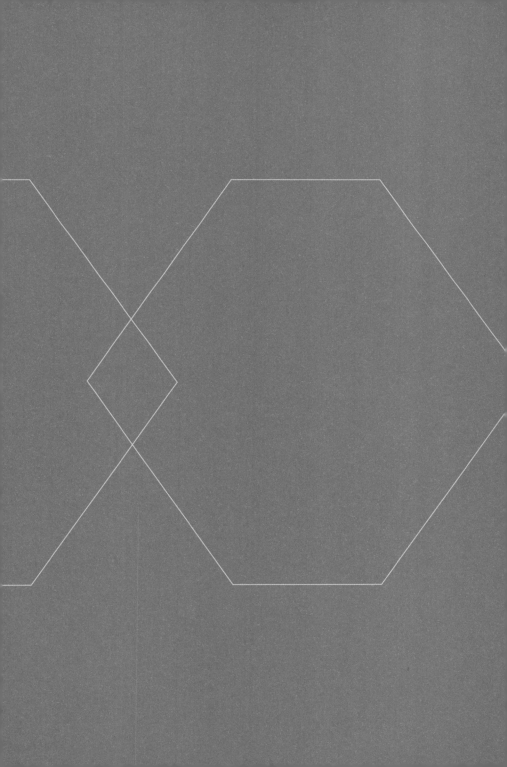

7.

다양하고 흔한 폐의 질환

독일에선 1.1초마다 호흡기 감염이 일어납니다. 그중 감기는 단연 압도적으로 1등입니다. 그 어떤 병도 이렇게 성공적으로(?) 전파된 건 없습니다.

　모든 성인은 평균적으로 매년 2~3번씩 감기에 걸리고, 아이들은 정말 수도 없이 감염됩니다. 가벼운 기침, 콧물, 목의 통증, 쉰 목소리까지 다 합산한다면 매년 2억 번이 넘는 감염이 일어납니다. 그중 하기도 감염, 급성 기관지염은 무려 1,000만 번이 넘습니다.

대부분의 발병 원인은 바이러스입니다. 감기 바이러스의 가장 중요한 요소는 리노 바이러스인데, 모든 감기 원인의 50%가 넘습니다. 바이러스는 특별한 존재입니다. 고유의 물질대사를 하지 않기 때문에 엄격히 말하면 생물에 속하지도 않습니다. 그런데도 바이러스는 증식을 할 수 있는데, 그러려면 타 세포의 복제 장치가 필요합니다. 즉 우리의 세포들이 필요한 것입니다.

그럼 호흡기 질환에는 어떤 것이 있을까요? 이번 장에서는 비교적 흔한 폐의 질환에 대해 설명하겠습니다.

감기로 죽는 사람들

감기 바이러스는 기도, 코안, 기관지, 후두 안의 상피세포를 찾습니다. 이 세포들을 감염시키고, 그곳의 세포분열 시스템을 이용합니다. 여러분의 상피세포가 가진 복제 장치를 바이러스가 용도 변경하여 사용하는 것입니다. 이 복제 장치는 바이러스 정보를 다량으로 생산하고, 단백질 조각으로 바이러스 껍질도 만들어내며, 완성된 바이러스의 후세대까지 자유롭게 풀어줍니다.

하지만 이 배은망덕한 손님은 고맙다는 인사도 없이 그대로 사라집니다. 조용히 사라지면 또 모를까, 이웃의 다음 세포들까지 감염시킵니다. 이 배은망덕한 손님에게 화가 난 숙주세포는 이 사실을 곧장 살해세포에게 알립니다. 그럼 살해세포는 바이러스뿐만 아니라, 감염된 숙주세포와 가까운 이웃의 모든 숙주세포들도 조금만 혐의가 있다면 다 죽여버립니다. 이 극단적인 처리방식으로 감기 바이러스의 번식 사슬은 중단되고, 바이러스가 주는 부담도 줄며 곧이어 감기 증상들도 사라질 수 있습니다.

하지만 사실 이 상황은 이미 감기 바이러스의 승리입니다. 왜냐하면 그들은 코나 기도의 분비물을 통해 다른 인간에게 옮겨갔기 때문입니다. 그런데도 면역체계는 감기 바이러스에 대해 지속적인 보호책을 마련하지 않는데, 딱히 그럴 만한 가치가 없기 때문입니다. 이 면역의 결여와 감기 바이러스의 극단적인 변신술 때문에 우리는 계속해서 감기에 걸리고, 연속해서 여러 번 걸리는 것입니다.

또한 감기가 '독감'이라는 명칭으로 더 자주 사용되기는 하지만, 엄연히 말해 진짜 독감은 아닙니다. 진짜 독감은 인플루엔자 바이러스가 일으키는 병입니다. 전형적인 증상으로는 심각한 두통을 동반한 고열과 근육통입니다. 더불어 마른기침, 설사, 구토 등도 나타납니다. 우리가 흔히 알고 있는 감기 증상은 나타나지 않을 때가 많습니다. 대부분 진짜 독감의 진행은 가벼운 편이고, 며칠 지나면 금방 낫습니다.

하지만 노약자는 언제나 예외입니다. 진짜 독감의 가장 무서운 후유증은 폐렴입니다. 폐렴은 거의 모든 독감 환자의 사망원인으로 이어집니다. 물론 매년 독감 유행 기간이 되면, 새로운 백신이 제공됩니다. 백신은 인플루엔자 바이러스가 변이를 일으킬 수 있고, 독감이 여러 바이러스 타입에 의해 유행될 수 있어서 매년 새로 생산합니다. 건강 관련 기관들은 매번 지배적인 바이러스 타입에 대한 정보를 전 세계에서 수집하여 다음 시즌을 위한 진단을 내립니다. 그래서 매년 백신 성분을 조정하는 일은 언제나 로또에 가깝습니다.

독일에서는 백신 성분이 3~4가지 중요한 인플루엔자 타입을 커버합니다. 거의 매년 약 50%의 예방 효과를 보았으며, 가장 정확히 맞췄던 해에는 무려 80%의 효과를 보았습니다. 이렇듯 환자들은 백신이 100% 예방을 제공하지는 않는다는 것을 알아야 하며, 동시에 독감 백신은 감기를 예방하지 않는다는 것도 인지해야 합니다. 독감 백신은 재난에 대한 생명보험이지, 무해한 코감기에 대한 전면적인 패키지 서비스는 아닙니다.

그런데 무해? 정말로 그 말이 맞냐고요? 감기로는 아무도 안 죽는다는 말이 정말일까요? 네… 그리고 아니요? 감기가 사인이 되는 경우는 지극히 드문 일이고, 그런 일이 있다 하더라도 대부분 안타깝게도 아주 불행한 결과입니다. 하지만 특정한 환자들은 감기 바이러스에도 매우 심하게 병을 앓는 경우가 있습니다. 천식과 만성폐쇄성폐질환 앓고 있는 이들입니다. 이 환자에게서는 이 바이러스가 매우 빠르게 기관지를 공격하고, 심한 염증반응을 일으킵니다. 그렇게 되면 기관지 경련성이 심해지고 급성 호흡곤란이 일어납니다.

실제로 심한 천식 질환의 대부분이 감기 바이러스에서 발병합니다. 만성폐쇄성폐질환 환자의 병원 입원 원인 중 4분의 1이기도 합니다. 만성폐쇄성폐질환 입원 환자들의 10분의 1은 이 감기에 걸려 사망합니다. 누군가에게는 감기도 상당히 치명적일 수 있는 거죠.

병균을 혈액으로 넘기는 폐렴

폐렴pneumonia은 감기보다 훨씬 위험합니다. 폐렴 환자의 3분의 1은 병원에서 치료해야 하는 중증이고, 입원 환자 10명 중 1명은 사망합니다. 독일에서만 해도 매년 2만 5,000명의 사망자를 낳는데, 이는 급성 심장마비 사망 건과 별로 차이 나지 않는 수치입니다.

전 세계로 보면 훨씬 더 파괴적인 통계가 나옵니다. 2015년 274만 명이 폐렴으로 죽었으며, 이 수치는 무려 다섯 번째로 흔한 사인입니다. 그중 대부분이 5세 미만의 아이들로, 매년 약 100만 명이 폐렴으로 세상을 떠납니다. 폐렴은 이 연령대에서 가장 흔한 사망원인입니다.

폐렴은 기관지염과 같은 하기도 질병입니다. 그런데 왜 유난히 치명적일까요? 우선 기관지염과 폐렴은 전혀 다른 질병입니다. 기관지염은 대부분 바이러스로 인해 발병하는데, 폐렴의 원인은 (호흡기 바이러스 원인을 제외하고) 대부분 박테리아거든요.

또한 MRI 촬영을 통해 구분할 수 있습니다. 기관지염은 어두운 면이 생기지 않지만, 폐렴의 경우 사진상으로 폐 조직의 전형적인 경화가 보입니다. 급성 기관지염은 심한 증상을 동반하더라도 폐가 건강한 사람에게는 거의 측정이 안 될 정도의 영향입니다. 급성 기관지염의 주요 목표인 큰 기관지를 통한 호흡의 흐름은 평범하게 유지되는데, 기관지의 연골 체계가 기도의 폐쇄를 막아주기 때문입니다. 혈액 내 산소 흡수는 급성 기관지염에서 거의 방해를 받지 않습니다. 물론 언제나 2세 미만의 아기들은 예외입니다.

하지만 폐렴은 다릅니다. 폐렴은 폐포의 상당 부분에 염증이 생기고 부어오릅니다. 그 때문에 폐포 벽을 통한 산소 교환이 제한되고, 증상들도 훨씬 심해집니다. 열이 나고, 호흡곤란, 가슴 통증 등 심하게 앓는다는 느낌을 받습니다. 폐렴이 진짜 위험한 건 엄청난 양의 병균들이 폐포를 통해 혈액으로 넘어간다는 것입니다. 그렇게 되면 병균이 심장, 신장, 간, 뇌와 같은 다른 장기에 전이되어 패혈증의 위험이 있습니다.

성인 폐렴 원인의 약 3분의 1이 폐렴구균입니다. 이 균들은 수많은 변이 형태로 존재하는데, 그중 몇 개는 더 많이, 몇 개는 덜 공격적입니다. 모든 인간의 최대 40%가 이 병균 중 하나 혹은 여러 개의 변이를 박테리아 플로라의 한 부분으로 가지고 있습니다. 보통 상황에서 폐렴구균은 점막의 면역 방어로 통제되죠. 흔히 아이들의 경우 중이염 발병 원인이고, 폐까지 도달하는 일은 매우 드뭅니다. 설령 도달한다 해도 섬모 등에 의해 곧장 밖으로 내쫓깁니다.

하지만 점액섬모청소기관이 흡연이나 공기 중 유해물질로 교란되면, 이 병균의 전파는 막기 힘들어집니다. 무엇보다도 폐렴구균 중 공격적인 그룹은 폐렴, 패혈증, 뇌막염을 일으킵니다. 그것들은 면역체계가 약해진 틈을 이용해 하기도에 침투하여 증식합니다. 영유아, 65세 이상의 노인, 만성질환자들은 이 공격적인 폐렴구균에 특히 취약합니다.

제가 너무 우울한 얘기만 했나요? 물론 좋은 소식도 있습니다. 폐렴구균은 항생제로 퇴치가 가능한 박테리아입니다. 가벼운 경우에는 통원 치료도 가능합니다. 폐렴구균을 막기 위한 백신도 맞을 수도 있습니다. 하지만 시중의 백신 성분이 모든 폐렴구균의 공격적인 변종들을 다 막지는 못합니다. 그러므로 따지고 보면 폐렴구균의 완전한 예방책은 없는 거죠. 음… 좋은 소식이 맞겠죠?

하지만 아이들의 예방접종은 폐렴구균의 위험한 변이들로부터 약 90%를 예방합니다. 성인의 경우 그보다 좀 적긴 하지만, 약 50%를 예방할 수 있습니다. 무조건 맞아야겠죠? 백신 성분의 배합은 유럽이나 미국에 흔한 폐렴구균 변이들에 따릅니다. 그래서 유럽인에게는 좋지만, 전 세계 나머지 사람들에게는 어떨지 모르겠네요.

그렇다고 해서 굳이 독일까지 먼 길을 행차할 필요는 없습니다. 거기다가 이 예방접종은 무지 비쌉니다. 그래서 세계보건기구와 빌앤멜린다게이츠재단Bill&Melinda Gates Foundation 같은 민영재단들은 어린이 사망률이 높은 국가들의 병균 타입에 맞춘 백신 성분을 저렴하게 개발할 수 있도록 지원합니다.

폐렴구균의 감염력은 얼마나 강할까요? 폐렴 환자의 가족들 가장 궁금해하는 질문입니다. 폐렴 병균은 환자 자신의 박테리아 플로라에서도 나오지만, 공격적인 변종의 새로운 이주 정착이 전제조건인 경우도 흔합니다. 보통 새로운 정착은 인간의 침을 통한 감염으로 이루어집니다. 그러므로 공격적인 폐렴구균 변이를 얻지 않으려면 폐렴을 앓고 있는 가족과의 밀접한 신체접촉을 피하세요. 적어도 치료가 시작된 후 첫 24시간 안에는 그렇습니다. 그 후에는 감염이 일어난다고 생각할 필요가 없습니다.

항생제 발견 이전에는 폐렴 감염이 정말 흔했습니다. 오늘날에도 계속해서 나타나기는 하는데 대부분 감옥, 집단거주시설, 군대 등과 같은 공동체 시설에서 나타납니다. 그러니 폐렴구균의 감염 잠재율은 아직 과소평가돼서는 안 됩니다. 폐렴구균들은 폐렴을 일으키는 가장 중요한 병균이지만, 그렇다고 유일한 병균은 아닙니다. 폐렴은 여러 박테리아, 바이러스, 심지어 균류에 의해서도 발병합니다. 폐렴은 계속해서 톱스타가 되기도 하고, 심지어는 역사를 다시 쓰기도 합니다.

　　폐렴은 여전히 인플루엔자의 가장 두려운 후유증입니다. 폐렴은 인플루엔자 자체 혹은 접목된 박테리아성 2차 감염의 결과로 생깁니다. 대부분 독감 사망자는 폐렴의 희생자입니다. 그러니 매년 백신접종을 잊지 마세요!

천식의 90%는 알레르기성이다

천식은 '국민병'입니다. 사실 아주 예전에는 그렇지는 않았습니다. 천식의 상승세는 1960년대 초 처음 시작되었습니다. 그 이전에는 천식이 알려진 병이기는 해도, 위험성이 그리 크지 않은 기도 질환이었습니다. 20세기 중반까지도 천식 전문가들의 다수는 천식으로는 사람이 죽지 않는다고 주장했습니다.

천식이란 무엇일까요? 천식은 기도 질환으로서 기관지가 발작적으로 좁아지는 병입니다. 수축은 기관지 염증과 기관지 과민 2가지 요인에 의해서 일어납니다. 대부분 알레르기에 의한 만성 염증은 기관지 점막을 붓게 하고, 천식 환자가 외부 자극에 반응할

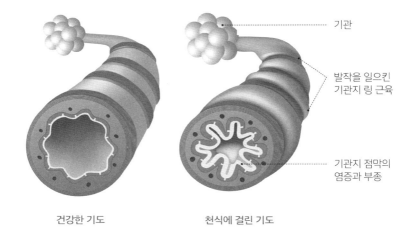

기관

발작을 일으킨
기관지 링 근육

기관지 점막의
염증과 부종

건강한 기도

천식에 걸린 기도

[그림 6] 기관지성 천식. 기관지 점막이 건강한 사람과 달리 염증과 부종을 보인다. 천식 발작
동안 기관지 링 근육이 발작적으로 수축한다. 호흡곤란과 천식에서 전형적인 '휘파람' 숨소리
가 발생한다.

때 기관지 근육이 심한 발작 증세를 보이는 것으로 진단됩니다.

이 자극은 공기 중 유해물질, 알레르기원, 기도의 바이러스 감
염 등 전부 포함됩니다. 힘든 노동이나 밤 시간대에 증가된 부교감
신경의 활동 역시 증상을 유발합니다. 극단적인 경우 기도의 배기
시스템이 막혀 산소결핍증이 일어납니다. 하지만 이것은 정말 드
문 경우입니다. 전형적인 천식 증상은 휘파람 소리가 나는 숨소리,
호흡곤란, 가슴 답답한 느낌, 그리고 신경질적인 마른 기침이 나는
것입니다.

천식 치료는 2가지 중요한 특징을 가집니다. 염증 완화와 기관지 발작 경향의 차단입니다. 천식 치료는 성공적인 케이스이기도 합니다. 오늘날 천식 환자 10명 중 8명은 간단한 흡입 장치를 가지고도 보통 생활을 영위합니다. 하지만 그렇게 되기까지의 여정이 결코 쉽지만은 않았습니다.

천식은 고대에도 이미 알려진 병이었습니다. 그리스 의사 히포크라테스는 처음으로 이 개념을 사용한 사람입니다. 천식의 영단어인 asthma의 기원은 그리스 단어 'aazein'에서 출발하는데, '어렵게 숨 쉬다'라는 뜻입니다. 히포크라테스는 천식이 뇌에서부터 기도로 흐르는 끈적이는 점액에 의해서 생긴다고 생각했습니다. 매우 흥미로운 관점입니다.

19세기에 이르기까지 천식 발병에 대해 보편적으로 인정된 이론은 없습니다. 시대정신이 원하는 대로, 분명 넓은 의미에서 신경과 관계가 있을 거라곤 생각했지만, 분명한 증거는 어디에도 없었습니다. 그러다 독일의 의사 프란츠 다니엘 라이스아이센이 기관지 근육을 발견했고, 얼마 지나지 않아 스코틀랜드인 찰스 윌리엄스가 이 기관지 근육이 전기적 신경 자극에 대해 경련 반응을 한다는 것을 증명했습니다. 학계는 만족했습니다. 모두들 그럴 거라고 짐작하던 터였으니까요.

1950년 급성 천식 발작의 염증을 완화시키는 코르티손이 투여되었습니다. 하지만 의사들은 염증은 발작 동안에만 나타나는 기관지 경련의 결과이지, 원인은 아니라고 생각했습니다. 그 외에도 그들은 '기적의 약' 코르티손의 부작용을 우려했습니다. 신경통 환자들에게 코르티손을 주입하자 비만, 골위축, 당뇨, 눈 질병, 조직 내 물혹 등 부작용이 나타났기 때문입니다. 하지만 천식은 신경통과 달리 흡입기 치료도 진행하므로, 질병이 생긴 위치에 훨씬 적은 양의 코르티손 성분을 국소적으로 투여할 수 있었습니다.

그렇게 악명 높은 코르티손의 부작용을 피할 수 있었을까요? 1970년대 초반 최초로 흡입 가능한 코르티손이 출시되었는데, 하나의 혁명이었다고 누군가는 믿고 싶을 겁니다. 하지만 혁명은 일어나지 않았습니다. 의사들은 회의적이었습니다. 환자들은 이 약으로는 즉각적으로 인지할 만한 개선을 느끼지 못했습니다. 약은 증상과 상관없이 규칙적으로 투여돼야 했습니다.

하지만 무엇보다도 의사에게서나 환자에게서나 코르티손은 의구심만 더 불러일으켰습니다. 그래도 어쨌든 기초원리를 연구하는 학자들은 천식 염증에 대한 열쇠를 풀고 싶어 했습니다. 그리고 연구결과를 내놓았습니다. 염증의 의미는 점점 더 분명해졌습니다. 기도의 좁아짐, 기침, 천식 발작, 사망, 이 모든 것의 원인은 기도의 염증이라는 것이 밝혀진 것입니다.

그런데도 천식 치료에 대한 생각이 근본적으로 바뀌지 않았고, 1980년대까지도 미국, 호주, 뉴질랜드에서 교감신경작용제 남용으로 인한 천식 환자들의 사망이 크게 증가했습니다. 그러다 마침내 염증에 시선이 집중됐습니다. 지속적 치료에서 염증을 억제하는 것이 관건이 됐고, 기관지를 확장하는 약은 반드시 필요할 때만 사용하고 더 이상 정기적으로 사용하지 않도록 했습니다. 이 원칙은 오늘날에도 유효합니다.

캐나다에서는 흡입 가능한 코르티손이 처방될 때마다 천식으로 죽을 위험이 21%씩 줄었습니다. 천식 환자인 경우가 더 많았던 아이들이나 청소년에게 가장 중요한 것은, 악명 높은 코르티손 부작용이 호흡 가능한 형태에서는 (몇 배로 낮은 코르티손의 양을 사용하기 때문에) 수년간을 사용했음에도 불구하고 실제로 전혀 나타나지 않았던 것입니다.

1870년부터 유럽에서는 천식으로 인한 사망자의 수가 50%도 넘게 줄었습니다. 2015년에는 전 유럽에서 단 40명의 아이들과 45세 미만의 어른 380명만이 천식으로 사망했습니다. 여전히 420건이나 되는 숫자이긴 하지만, 천식 치료에 대한 생각의 전환이 결실을 맺었습니다. 통계상 긍정적인 발전은 무엇보다도 1960년부터 전 세계적으로 극적으로 천식이 늘었고, 몇몇 국가들에서는 2~3배 혹은 그 이상이 늘었기 때문에 주목할 만합니다. 그런데도 천식 환자들이 심한 후유증을 앓을 확률은 꾸준히 줄어든 것입니다.

오늘날에는 표준 치료법에도 불구하고 특별히 심한 증상을 보이는 천식 환자에게 관심이 집중되고 있습니다. 그들은 코르티손으로 자주 응급치료를 받아야 하는 환자들이며, 입원 치료가 필수인 환자들입니다. 그들은 계속 반복되는 심한 증상들을 겪으며 매우 제한된 삶의 질을 누립니다. 해당 환자들은 천식 환자의 약 5~10%밖에 안 되는 죽을 위험에 처해 있습니다.

하지만 이 환자들의 치료에도 몇 년 전부터 놀라운 발전이 있습니다. 천식에 대한 집중적인 연구를 통해 지난 20년간 중요한 핵심 요인들이 발견됐습니다. 바로 면역체계의 '트윗', 신호 전달 물질입니다. 오늘날 생물공학의 새로운 기술들은 그러한 신호 물질을 국소적으로 차단할 수 있게 해줍니다. 2005년 최초로 알레르기의 신호 분자를 차단하는 성분이 사용되었습니다. 환자의 혈액 속에서 이 신호 물질이 식별되면, 치료의 성공 전망률은 훨씬 높습니다. 드디어 천식 치료에서 재단된 개인 맞춤형 제약의 시대가 도래한 것입니다.

중증 천식을 위한 치료법이 알레르기 염증 과정에 개입한 것은 우연이 아니었습니다. 왜 그렇게 하냐고요? 알레르기는 천식 발병의 가장 중요한 요인이기 때문입니다. 모든 천식 환자 중 90%가 알레르기성이고, 성인 환자의 경우에는 70%를 차지합니다. 알레르기는 면역체계의 오작동입니다. 대부분은 병들게 하지도 않고 우리 몸에 위험을 초래하지도 않는 무해한 단백질이 면역체계에 의해 방어되는데, 이는 무엇보다도 특정 단백질 물질인 항체를 생산하며 이루어집니다.

그러므로 알레르기 환자들은 병원체에 의해서가 아니라 자신의 신체 면역 반응에 의해 병이 나는 것입니다. 꽃가루나 집먼지 진드기 같은 알레르기 원인들이 항체와 접촉하면, 이것이 코와 기관지의 점막에서 염증 반응을 일으킵니다. 점막이 붓고 간지럽고 분비물이 생산되며 기관지 근육이 발작적으로 수축합니다.

천식과 똑같이 알레르기도 1960년대부터 여러 나라에서 극적으로 증가했으며, 그 빈도수에서 주목할 만한 경향을 보였습니다. 아시아의 국가들에서는 해당 환자들 수가 낮은 반면, 대부분의 서양 국가들에서는 높았던 것입니다. 유전적인 요인 말고도 환경적인 요인, 서양식 생활방식이라는 외부 상황이 숨어 있다는 것이 학계의 정설입니다.

섬유질이 적은 식사, 음식 중 오메가 지방산 부족, 비타민 D 결핍, 공해물질(디젤 입자), 흡연, 비만, 운동 부족 등등 의심 원인의 목록은 끝이 없습니다. 하지만 이 요인 중 어떤 것도 혼자서 알레르기를 일으키지는 않으며, 또 거꾸로 이것들을 제거한다고 알레르기가 사라지는 것도 아닙니다.

　이 목록은 천식과 알레르기를 막기 위한 행동 지침이 아닙니다. 개별적인 항목의 실천은, 가령 영양섭취, 체중 관리, 금연은 물론 의미가 있습니다. 어쨌든 그것들은 큰 퍼즐의 조각임이 분명하고 퍼즐의 전체 그림은 점점 더 선명해집니다. 이 그림이 완전하게 조합되었다면 천식과 알레르기에 대한 효과적인 예방을 위한 문은 활짝 열린 셈입니다.

8.

생명에 위협적인 계의 질환

독일에선 매년 5만 5,000명이 폐암을 앓고, 그중 4만 5,000명이 죽습니다. 이는 모든 암 사망 건수의 5분의 1에 해당합니다. 세계적으로는 매년 약 200만 명이 폐암을 앓고, 150만 명이 사망합니다. 심지어 증가 추세입니다. 지금도 어디에서는 15~20초마다 1명씩 폐암으로 죽고 있는 셈입니다.

　독일 남성들의 경우 폐암은 가장 흔한 악성 질병이고, 관상동맥질환 다음으로 두 번째로 흔한 사망원인입니다. 여성 환자의 수도 점점 늘고 있습니다. 얼마 전에는 지금까지 여성의 가장 큰 사망원인이었던 유방암이 그 자리를 폐암에 내줬습니다. 이번 장에서는 이처럼 생명에 위협적인 폐의 질환에 대해 살펴볼 예정입니다. 물론 마냥 기쁘게 찾아볼 일은 아닙니다. 얼마나 심각한 일인지, 경각심을 일깨워주고 싶네요.

폐암은 조기진단이 관건

1878년 드레스덴대학 병리학과의 암 환자 사례 중 폐암은 겨우 1%였습니다. 대부분 위암, 유방암, 대장암이 병원의 일과를 차지했죠. 하지만 25년이 채 지나지 않아 모든 대학병원의 부검 통계에서 폐암의 숫자가 10%도 넘게 증가했습니다. 이후에도 폐암은 몇 년 동안 계속해서 폭발적으로 증가했습니다. 이것을 어떻게 설명할 수 있을까요?

20세기 중반까지만 해도 의료인 중 절반 넘는 사람들이 골초였습니다. 그러다 이 관대한 태도가 극단적으로 바뀌는 계기가 있었는데요. 바로 1950년 9월 30일 통계학자 리처드 돌과 브래드

포드 힐이 〈영국의학저널British Medical Journal〉에 발표한 흡연과 폐암의 상관관계 연구입니다. 조사해보니 런던의 남성 폐암 입원 환자 649명 중 단 2명만이 비흡연자였던 것입니다. 이 통계학자들은 폐암 위험성이 흡연 기간과 강도에 따라 늘어난다는 것을 확실하게 증명했습니다. 적어도 매일 담배 한 갑씩 피우는 45세 그룹에서 폐암의 위험도는 비흡연자보다 50배 더 높았습니다.

그때까지 담배와 폐암 간 관계에 대한 애매한 지식들이 짐작이나 사례 보고같은 미심쩍은 순간들에 근거했다면, 이 연구결과는 최초로 팩트를 제공했습니다. 1953년 미국 언스트 윈더 팀의 연구자들은 담배에서 추출한 타르 원액을 쥐의 피부에 발라 악성 종양을 만들어냈습니다. 한 잡지사는 그들의 연구를 보고하며 몇 페이지에 달하는 사진 기사를 실었습니다. 상황은 단기간 내에 뒤집혔고 담배 산업은 이제 수비 태세에 돌입했습니다.

1964년 미국의 한 출판사가 최초로 흡연의 위험에 대해 경고했고, 흡연자들에게 담배 소비를 멈추라고 요청했습니다. 담배 연기 중에 함유된 암 발병 성분은 곧 그 정체가 밝혀졌습니다. 벤조피렌, 니트로사민, 중금속, 벤졸, 타르 입자, 폴로늄, 포름알데히드. 담배 연기를 이루는 4,000여 종 구성성분 중 약 250여 종이 인간에게는 독성이고, 적어도 40종의 암을 유발할 수 있는 성분입니다.

현재 암묵적으로 모든 폐암의 90%는 흡연 때문이라고 여겨집니다. 나머지 10%는 다른 환경영향과 유전적 요인들에 의해 발병합니다. 예를 들어 광부병 같은 게 있겠네요. 방사성 우라늄이 붕괴과정을 거치면서 생성되는 라돈은 중세시대에 광산 지대 은광 노동자들에게 이른바 광부병이라는 병을 유발했습니다. 오늘날 학문으로 짐작해보면 그중에는 아마도 폐암도 있었을 것입니다.

비흡연자 폐암의 약 15%가 미세먼지와 외부공기 중 디젤 배기가스가 그 원인이고, 10%는 간접흡연이 원인입니다. 다른 암 종류들과 같이 폐암의 빈도는 고령에서 높아지는데, 대부분의 환자들은 70세 전후입니다. 하지만 남자와 여자의 연령분포를 보면 눈에 띄는 게 있습니다. 남자들은 폐암 진단 시 5명 중 1명만이 60세 미만인 데 비해, 여자들의 경우에는 3명 중 1명이라는 점입니다.

즉 여성들은 평균적으로 더 젊은 시기에 폐암에 걸린다는 것입니다. 심지어 40세 미만 환자들의 경우 여성 환자가 절반에 달합니다. 여성들의 폐암은 남성들과 어떻게 다를까요? 여성들이 더 민감하거나 암이 더 공격적으로 자라는 것일까요? 골초인 여성 흡연자들은 남성들에 비해 더 빨리 암에 걸릴 뿐만 아니라 비흡연자나 간접흡연자 그룹에서도 성별 차이가 현저합니다. 여기서는 환자 중 80%가 여성입니다. 심지어 특별히 여성 폐암 타입이 있는 듯합니다.

여성들에게서는 흡연 태도와 상관없이 선암이 폐암의 가장 흔한 타입입니다. 남자들의 경우 편평세포암이 지배적입니다. 선암은 미세한 기관지들의 선세포에서, 즉 폐의 깊은 곳 말초 구간에서 자랍니다. 거의 아무 증상을 일으키지 않아서 후기에나 발견되곤 하는데, 대부분은 뇌나 뼈에 암이 전이되어 증상이 나타나면 그제서야 발견됩니다. 그러면 치료하기에 이미 너무 늦은 거죠.

왜 하필 이런 암 타입이 여성에게서 지배적으로 나타나는지, 폐는 이 풀리지 않는 수수께끼를 남기고 있습니다. 오늘날 몇 가지를 알게 되기는 했지만, 여전히 모든 것이 다 풀린 것은 아닙니다. 여성 폐암의 특수성은 어떻게 설명될까요?

여성은 담배 연기 속 암 발병 성분에 대해서 더 민감한 듯 보입니다. 크기가 작은 여성의 폐는 기관지 점막에 있어서 암 발병 성분의 더 높은 밀도를 의미합니다. 또한 여성의 성호르몬도 역할을 담당합니다. 예를 들어 체내 에스트로겐과 프로게스테론의 높은 농도는 암 발병 성분의 체내 해독작용을 방해합니다. 프로게스테론은 성장 호르몬으로 작용하기도 해서 유전자의 특정 변화를 가진 세포의 변종, 이른바 돌연변이를 장려합니다. 이 돌연변이들이 모두 무조건 암이 되는 것은 아니지만, 변종의 높은 위험성을 안고 있습니다. 이 돌연변이 중 몇몇은 남성보다 여성에게서 더 흔히 나타납니다.

성호르몬과 유전적 요인 간의 협동작업은 유방암에서도 비슷하게 나타납니다. 게다가 하필이면 젊은 비흡연자 여성의 선암 발생에서 중심적인 역할을 담당하는 듯합니다. 선암의 경우 암세포 유전자 속에서 특히 특수한 돌연변이가 자주 발견됩니다. 이 돌연변이들은 암을 유난히 공격적으로 만들기도 하지만, 집중적인 치료를 위해 이용되기도 합니다. 몇 년 전부터 이 돌연변이를 집중적으로 퇴치하여 암 진행이 많이 된 환자들에게서조차 지속적인 안정 상태를 만들어낼 수 있는 약들이 사용되고 있거든요.

여성들에게서 선암이 지배적인 또 다른 이유는 여성의 흡연 태도 자체입니다. 1970년대까지만 해도 소수의 여성만이 담배를 피웠고, 남성들은 이미 피울 사람은 다 피우고 있었습니다. 그 때문에 여성은 매우 매력 있는 마케팅 타겟층으로 여겨졌습니다. 일종의 '여성용 담배'가 나와야 했죠.

필터와 날씬한 모양의 조합은 특히 성공적이었습니다. 필터 담배는 필터 없는 담배에 립스틱이 묻는 것에 비해 훨씬 더 사용하기 편했고, 깨끗한 흡연이라는 이미지를 암시했으며, 날씬하게 해주는 담배라는 판에 박은 듯한 이미지가 마케팅에 사용되었습니다. 애석하게도 여성들은 열광했습니다.

그리고 필터와 함께 흡입되는 유해물질의 혼합물이 달라졌습니다. 이제 큰 연기 입자는 필터에 남고 미세한 부유 입자만 흡입

되었는데, 이 성분들은 폐의 아래 구간으로 더욱더 깊이 스며들어 그곳의 선세포에 암을 발생시켰습니다. 그 영향들은 약 20년 후 여성의 높은 선암 발병률로 드러났습니다. 약간 늦긴 했지만, 남자들 역시 1960년대와 1970년대부터 필터 없는 담배잎에서 필터 담배로 갈아탔습니다.

폐암은 오랫동안 아무런 증상도 유발하지 않습니다. 기침, 각혈, 흉통, 피로, 체중감소 등의 증상들은 암이 이미 퍼진 후에야 나타납니다. 이는 의사나 당사자들에게 큰 문제가 아닐 수 없는데, 폐암은 조기에 발견해야만 치료가 가능하기 때문입니다.

폐암의 조기 생존율은 약 70%입니다. 늦게 발견될수록 생존율은 점점 암담해집니다. 대부분 진단을 받은 순간 폐암 환자들의 4분의 1만이 수술 가능한 단계에 있습니다. 수술을 통한 종양의 완전한 제거는 장기 치료의 일환으로 모든 종류의 암에서 반드시 필요합니다. 그래야만 환자 다수에게 약물치료 혹은 방사선 치료의 가능성이 그나마 남습니다.

이 처방으로도 폐암 치료에 성공하는 경우는 정말 소수입니다. 치료는 암의 크기를 줄이거나 암의 전이를 지연시킵니다. 여기서 이른바 소세포 폐암은 특별한 지위를 가집니다. 특히 공격적으로 자라는 암 타입에는 언제나 화학치료가 수행돼야 하는데, 종양의 전이가 폐에만 제한되어 있고 암 제거 수술이 가능한 경우라 해도 그렇습니다. 소세포는 혈액을 통해 매우 일찍부터 다른 장기들에 흩어지고, 이 전이들은 수술로도 제거되지 않습니다.

암세포들은 신체의 보통 세포들보다 빨리 증식됩니다. 암세포들은 에너지와 자원이 필요합니다. 암 치료는 수십 년간 이 관찰의 토대 위에서 자리를 잡았습니다. 세포를 죽이는 독을 이용해, 즉 화학치료나 방사선으로 증식을 멈추려고 노력했던 것입니다.

이때 건강한 신체 세포들 역시 (암세포에 비해 비교적 느린 그들의 분할 활동 때문에 영향을 덜 받는다고 하더라도) 중독된다는 것을 의도적으로 감수합니다. 그런 만큼 대부분의 화학치료는 부작용도 심합니다. 탈모, 구역질, 구토, 설사, 빈혈, 신경장애… 정말 쉽지 않은 과정입니다.

이 요법들이 높은 성공률을 보장하기만 한다면, 환자나 의사 모두 이 부작용을 받아들일 수 있습니다. 하지만 암을 없애는 것이 아니라 암 증식을 그저 좀 늦추기만 하는 상황이라면, 기대되는 치료 성공의 전망치보다 부작용으로 인해 삶의 질이 떨어지는 것이 더 나쁠지도 모릅니다.

이런 점에서 이른바 완화적 암 치료법이라는 분야가 최근 몇 년 사이 큰 발전을 이루었습니다. 현대의 암 치료법은 부작용은 좀 적고 수명은 늘리며, 그러면서도 긍정적인 삶의 질을 추구합니다.

이 치료법은 흔히 외래 의사의 의원에서도 처방될 수 있으므로, 당사자나 가족에게는 큰 장점입니다.

무엇보다도 새로운, 국소적인 치료법이 희망의 단서를 제공합니다. 기존의 전통적 암 치료법은 종양을 단지 그 원천장소로만 (폐, 위, 뼈, 유방 등) 구분한 뒤 화학요법이나 방사선으로 치료하는 식이었습니다. 하지만 종양들은 정말 다양합니다. 각각 종양마다 고유한 분자 지문을 가졌거든요. '딱 정해진' 폐암과 같은 것은 본질적으로 존재하지 않습니다. 환자마다 자신의 암세포들 안에 세포들을 변이시키는 고유한 오류작동 버튼을 수백 개씩이나 가지고 있습니다.

하지만 그러한 오류작동 버튼 중 몇 개는 언제나 암세포 안에 들어있습니다. 만약 오류작동 버튼이 암세포의 빠른 성장 원인이라면, 문제는 이제 슬슬 흥미로워집니다. 흥미롭다고 해도 될지 모르겠는데 아무튼 그렇습니다.

그렇게 되면 이 기능을 막는 국소적이고 집중적인 의약품이 개발될 수 있습니다. 다른 건강한 세포들에게 간접 피해를 주지 않고도, 암세포가 성장을 멈출 수 있는 거죠. 이 경우 개인맞춤형 암 치료법이라고 말할 수 있을 것입니다. 그러한 치료가 가능할지 여부를 결정하기 위해서는 환자 1명의 종양이 특수하게 조사되어야 하고, 여타 많은 작업이 수행되어야 하는데, 이것은 비용이 천문학적으로 많이 듭니다. 하지만 환자의 지문에 맞기만 하면 아주 큰 의미가 있겠죠.

현재 적용 가능한 국소적 치료법은 애석하게도 환자 중 극소수에만 적합합니다. 약 5~10%가 그러한 지문을 가지고 있습니다. 하지만 거의 달마다 종양세포 내의 오류작동 버튼이 발견되고 있고, 국소적 약 성분의 개발이 추진되고 있습니다. 많은 전문가의 의견에 의하면 암 치료는 이제 하나의 혁명이 일어나기 직전에 와 있습니다.

암 환자들이 오로지 그들만의 고유한 지문에 따라 치료를 받는 것은 이제 시간문제일 뿐입니다. 어느 장기에 암이 발생했는지와 관계없이 말입니다. 그렇게 되기까지는 좀 더 개선된 폐암의 조기 진단에 희망을 걸 수밖에 없습니다. 하지만 여기에도 고무적인 발전이 있습니다. 미국에서 고위험군 환자들을 대상으로 매년 진행되는 저선량 흉부 단층촬영으로, 새로 발병한 폐암이 좀 더 조기에 인지되고 수술될 수 있었습니다. 그에 따라 치료에 대한 전망도 나아졌습니다.

물론 이런 종류의 예방책에 대해 근본적인 의문이 생깁니다. 꼭 그래야 하나? 그냥 담배를 끊는 게 가장 좋은 방법이 아닐까? 때로는 큰 계획을 설계하기보다, 작은 첫발을 떼는 게 더 옳을 때가 있습니다. 그 후 세상이 조금이라도 나아진다면 더욱더 좋겠고요. 그래서 저는 이 질문들은 의학적으로 먼저 해결되고 나서 사회적 토론을 해야 한다고 생각합니다. 효과적인 폐암 예방책에 대한 중요한 질문을 계속 던져야 한다는 사실과 독립적으로 말이죠.

아, 이름이 뭐라고 했죠?

삶은 언제나 정의롭지 않습니다. 어떨 때는 가장 크게 소리를 지르는 사람이 주목을 받기도 합니다. 이때 함께 떠들지 않는 사람은 망하고요. 가끔은 요란한 이름만으로도 자신의 매력을 높이는 데 도움이 됩니다. 바로 이 지점에서 만성폐쇄성폐질환COPD은 문제가 많습니다.

만성폐쇄성폐질환은 냄비처럼 확 끓었다가 금방 식는 병이 아닙니다. 오히려 부정적인 의미에서 이 병에 대한 숫자는 엄청난 인상을 줍니다. 만성폐쇄성폐질환 환자는 독일만 해도 현재 700만명이고, 전 세계적으로 가장 흔한 사망원인 중 4위, 게다가 증가 추세입니다. 사망자 수는 독일에서 2만 5,000명, 세계적으로는 300만 명이 넘습니다. 1965년에서 1998년 사이 만성폐쇄성폐질환으로 인한 미국의 사망률은 165%나 늘었습니다. 똑같은 시기에 심장마비와 뇌졸중으로 인한 사망 건수는 50% 줄었고요.

하지만 누가 만성폐쇄성폐질환에 관심을 두나요? 누가 그것에 대해 알고 싶어하기나 하나요? 아닐 겁니다. 왜 그럴까요? 이 질병이 대체로 노인들에게나 발생하기 때문일까요? 그건 당뇨병이나 고혈압도 마찬가지입니다. 대부분 흡연자에게 해당하는 병이라서? 심장마비와 뇌졸중도 흡연이 문제인데요.

그럼 이유가 뭘까요? 확실합니다. 만성폐쇄성폐질환의 영문명 COPD라는 이름이 문제입니다. 사람들은 나열된 알파벳에는 관심이 없습니다. 사람들은 누군가 "풍이 왔다."라고 하면 동정심을 가질 겁니다. 심장마비와 암으로 사망한 희생자를 애도하고, 우울증 환자들을 위로합니다. 하지만 COPD라는 이 4개의 알파벳은요? 이게 뭐죠? 오늘날 성공적으로 관철된 의학 약자의 유일한 사례는 에이즈AIDS입니다. 마치 하나의 단어같이 발음할 수 있잖아요. 하지만 COPD는 어떻게 발음하나요? 콥트?

어째서 하필 이렇게 혀도 안 돌아가는 약자일까요? 반대하는 목소리는 없었나요? 당연히 있습니다. 있었어요. 프랑스어를 모국어로 사용하는 전문가 협회는 이 개념을 받아들이려 하지 않았습니다. 그래서 그들은 그들의 나라 용어로 된 약어 'BPCO'로 이 모든 상황을 더 나쁘게 만들었습니다. 끔찍하죠.

1차적으로는 천식과 개념을 분리하는 게 관건이었습니다. 사실 이 분리는 의사들에게 있어서 오랫동안 별로 중요한 문제가 아니었습니다. 만성폐쇄성폐질환 환자의 다수가 천식 환자였기 때문입니다. 치료도 똑같았습니다. 하지만 그 후 점점 더 많은 사람들이 천식과는 전혀 다른 기도 질환을 앓게 됐습니다. 그래서 이 병에게 이름을 지어주려 마음먹었죠.

그럼 본질적인 차이는 뭘까요? 천식은 주로 어린 시절부터 발병되고, 그 주원인은 알레르기입니다. 그와 달리 폐쇄된 기도를 가진 흡연자들은 나이가 많고, 모르는 사이 수년에 걸쳐 슬쩍 발병하며, 알레르기는 아무 역할을 하지 않습니다. 그리고 호흡곤란 외에 기침과 가래가 주요 증상이었어요. 환자들의 폐 조직을 현미경으로 관찰해보면 더 분명한 차이가 드러났습니다. 흔히 모세 폐포가 파괴되거나 지나치게 늘어난 경우가 많았습니다.

이 현상은 이미 1679년 제네바의 병리학자 테오필 보네가 폐기종emphysema(그리스 단어로 '불어넣는다'라는 뜻)이라고 명명했습니다. 그는 폐 조직의 변형이 폐포 안으로 공기가 너무 강하게 주입된 결과라고 믿었습니다. 폐포가 지나치게 늘어난 결과라는 뜻입니다. 폐 기종의 원래 원인, 흡연을 통한 폐포의 염증성 자기소화를 인식하지는 못했습니다.

청진기의 발명자인 프랑스 의사 르네 라에네크는 19세기 초반 기관지와 폐 기종 간의 연관성을 인지했습니다. 하지만 이 질병이 그저 천식의 특별형태라고 여겼습니다. 1950년대와 1960년대, 폐 전문의들이 만성 기관지염, 폐 기종의 개념을 좁아진 기도의 흡연자 변이로 정립하기까지는 오랜 세월이 필요했습니다.

심지어 여기서 끝날 수도 있었습니다. 하지만 몇몇 전문가들은 좀 더 정확히 알고 싶었습니다. 기종과 만성 기관지염을 다 아우르는 상위 개념이 필요했습니다. 그게 바로 만성폐쇄성폐질환이었습니다. 결국 알 수 없는 원인으로 인해 이 개념이 전문용어로 관철된 셈이죠. 만성폐쇄성폐질환에 가장 많이 노출된 사람, 즉 환자들은 쏙 빼고 내린 결정입니다. 여전히 환자 중 이 전문용어를 아는 사람은 반도 채 안 됩니다. 그들은 여전히 폐기종기관지염이라고 부릅니다.

아무튼 이것은 60세가 넘는 남성들의 질병, 골초 흡연자, 말보로맨의 질병으로 통했습니다. 이 판에 박힌 이미지는 오랫동안 옳았고, 오늘날에도 완전히 틀리지는 않습니다. 하지만 역설적이게도 만성폐쇄성폐질환의 가장 오래된 사망자는 여성이고, 60세 미만의 비흡연자입니다. 물론 독일의 만성폐쇄성폐질환 환자 10명 중 9명이 흡연자였고, 몇 년 전만 해도 환자 중 3분의 2는 남성이

긴 했습니다.

그렇다면 다른 국가들은 어떨까요? 여성에게 주로 발병하는 나라도 있습니다. 또한 보호받지 못한 아이들과 노인들이 유해물질로 폐 손상을 입고 기도 감염병으로 죽습니다. 성인들에게서는 만성 기관지염이 발생하고, 나중에는 만성폐쇄성폐질환이 됩니다.

만성질환의 결과는 수년이 지나야 감지가 되지만, 대부분 극단적인 결과를 낳습니다. 가령 중국은 남성 중 3분의 2가 담배를 피웁니다. 세계적으로 2번째로 인구가 많은 나라인 인도 역시 흡연자가 거의 전체 인구의 3분의 1이며, 무려 1억 2,000만 명입니다. 이 나라들에서는 미래의 만성폐쇄성폐질환 부담이 넓은 의미에서 폭풍으로 몰아칠 것입니다.

만성폐쇄성폐질환에 걸리면 무슨 일이 일어날까요? 그리고 이 질병은 왜 천식보다 훨씬 더 위험할까요? 만성폐쇄성폐질환 환자들의 첫 증상들은 대부분 기침과 가래입니다. 호흡으로 들이마신 공해물질에 대한 기도의 면역반응이죠. 담배 연기와 배기가스는 섬모를 마비시키고, 그렇게 되면 기관지 점막이 점액 생산을 늘려 마비된 섬모를 보정합니다. 시간이 지남에 따라 기도 내에 점액을 분비하는 분비선이 너무나도 늘어서, 기침과 가래는 자립할 수 없게 되는 거죠.

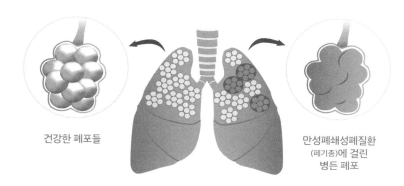

[그림 7] 만성폐쇄성폐질환(폐기종)에 걸린 폐포들의 변형. 미세한 포도 모양의 폐포 외벽이 염증 과정을 통해 파괴되고 주머니 모양으로 늘어난다.

그럼 이제 환자는 만성 기관지염에 걸립니다. 유해성분의 작용이 계속되면 기도 내에 곧 흉터 형성 과정의 첫 징후가 일어납니다. 원칙적으로 이것은 피부 상에서 일어나는 흉터 형성과 똑같습니다. 상처를 가만히 두지 않고 계속해서 그 부위를 긁거나 문지르면 치유는 더뎌지고 열등한 피부 조직으로 이루어진 흉한 흉터가 남습니다.

기관지 안에서는 상피 아래 결합 조직이 겹겹이 저장되는 것을 의미하고, 이 결합 조직이 두꺼워지며 오그라져서 단순한 기관지염이었던 것이 폐색적 기관지염이 됩니다. 가끔 발작적이거나 혹은 임시적인 천식에서의 폐색과 달리 만성폐쇄성폐질환에서의 기도 폐색은 지속적입니다. 기관지 확장용 약조차도 이 폐색을 완전히 넓히지 못하는데, 흉터가 이를 막기 때문입니다. 그래서 만성폐쇄성폐질환 환자들은 계속해서 호흡곤란을 느끼고, 천식 환자는 오로지 급성 발작 때에만 느낍니다.

하지만 만성폐쇄성폐질환과 천식의 결정적인 차이는 좀 다른 데에 있습니다. 천식은 공기를 운반하는 기도에서 제한적으로 남지만, 만성폐쇄성폐질환은 폐포까지 공격해 폐포의 미세한 포도 모양의 구조를 파괴합니다. 그렇게 되면 많고 작은 폐포들 대신에, 커다랗고 다 낡아 축 늘어진 주머니만 알아볼 수 있습니다. 이것이 폐 기종입니다.

만성폐쇄성폐질환은 좁아진 기관지를 통해 공기의 흐름을 막고, 그와 동시에 폐포의 파괴를 통해 산소 교환에 장애를 초래합니다. 발전한 기종일수록 더 많은 무익한 공기가 이 폐포로 들어가기 때문에, 기종이라는 이름 대신 '부푼 폐'라는 명칭으로도 부릅니다. 많은 만성폐쇄성폐질환 환자들이 기종 때문에 혈액 중 만성 산소결핍을 겪습니다. 천식 환자들에게서는 아주 심하고 위독한 발작의 경우에나 볼 수 있는 현상입니다.

만성폐쇄성폐질환에는 어떤 치료 방법이 사용될까요? 애석하게도 고장이 난 것은 고장이 난 상태가 그대로 지속됩니다. 만성폐쇄성폐질환의 치료는 증상을 겨우 완화시키는 것뿐입니다. 무엇보다도 호흡곤란, 기침, 가래를 완화시킵니다. 효과가 오래 지속되는 기관지 확장용 약을 쓰고, 최선의 치료 효과를 보기 위해 교감신경 작용제와 항콜린제를 동시에 쓰는 경우가 흔합니다.

이 흡입 가능한 성분은 가능한 대로 기관지를 열어주고 지지해주며 호흡을 원활하게 해줍니다. 천식에서 그토록 중요한 흡입 가능한 코르티손은 만성폐쇄성폐질환에서는 거의 듣지 않습니다. 염증의 종류가 다르기 때문입니다. 이 염증에는 지금까지 효과 좋은 약이 없습니다. 만성폐쇄성폐질환은 천식이 아니니까요.

그럼에도 흡입기 치료는 대부분 환자에게 긍정적인 효과를 가져다주고 삶의 질을 개선합니다. 호흡기는 위험한 만성폐쇄성폐질환 발작의 경우 약간의 보호장치가 되어주거든요. 이 발작은 대부분 기도의 감염이나 유해 물질 부담으로 인해 발생합니다. 발작이 너무 심해져 환자가 병원으로 이송되어야 할 경우, 심장 환자들에게 심장마비가 오는 수준 정도로 위험합니다.

입원 환자 중 5~10%는 그러한 발작을 견디고 세상을 떠납니다. 이런 발작은 대다수의 경우 감염 때문에 발생하므로, 폐렴구균과 인플루엔자 백신접종으로 어느 정도 예방이 됩니다. 하지만 완전히 막을 방법은 없습니다. 그래서 중요한 것은 악화의 조짐이 보이자마자 얼른 의사를 찾는 것입니다. 의사를 믿으세요. 여러분! 의사는 악마가 아닙니다!

너무나도 조용히 죽어가는 폐

호흡을 강제로 연장할 수 있다면, 그 사람은 죽은 것일까요? 보통 뇌가 번복 불가능하게 죽었다면 인간은 죽었다고 봅니다. 호흡이 기계에 의해 지탱된다 해도 그렇습니다. 왜 그런 걸까요? 뇌(특히 뇌간)가 인간 생명의 독립적인 유지를 위해 필요한 모든 중요한 신체 기능을 제어하기 때문입니다. 그래서 뇌사 판정에는 언제나 인공 호흡기계를 껐을 때의 호흡반사 검사가 속합니다.

뇌가 혈액 속 이산화탄소 값의 증가에도 불구하고 반응하지 않는다면, 이는 (다른 기준들 외에도) 뇌간의 죽음을 의미하는 표시입니다. 뇌사 진단은 대부분의 나라들에서도 중환자실의 연명 치료의 종결 혹은 평소 장기 증여를 희망했던 장기 증여자의 장기를 적출하는 것을 의미합니다. 하지만 이 과정은 오로지 기계적으로 호흡을 진행하는 중환자들의 경우에만 사용됩니다.

사망 건 중 다수의 경우 순환 기능과 호흡의 번복 불가능한 중단을 사망의 표시로 여깁니다. 많은 사람에게 폐는 죽음의 원인이지만, 여러 경우에서 폐의 죽음은 다른 신체적 기능들이 중단된 결과로 발생한 부수적 피해입니다. 예를 들어 심장이 멈추면 뇌에 혈액순환이 중단되고, 산소부족으로 이어집니다. 그 후 뇌간에서의 호흡센터의 사멸은, 폐 그 자체는 산소결핍을 훨씬 더 오래 견디는데도 불구하고, 폐의 종말을 가져옵니다.

우리 생명 조직에서는 다음의 슬로건이 유효합니다. '모두가 함께 망한다.' 아무도 가라앉는 배를 두고 혼자 떠나 살아남지 못한다는 것입니다. 사고, 출혈, 뇌졸중으로 인한 뇌 부상 역시 폐 동반 사망의 흔한 원인입니다.

폐 질환 환자의 경우에는 다른 양상을 보입니다. 여기서는 폐 자체가 피할 수 없는 운명의 유발자입니다. 그렇게 되면 폐 내부의 염증이나 폐수종, 기도의 변형 혹은 호흡근육 이완에 의한 산소결핍이 직접 심장박동 정지와 뇌사를 부릅니다.

이 사람들에게서는 마지막 호흡이 맨 처음에 존재하는 것이지, 죽음 과정의 마지막에 있지 않습니다. 처음이든 마지막이든 마찬가지로 마지막 호흡은 우리 모두에게 피할 수 없는 일입니다. '언제?'라는 질문만이 남을 뿐입니다. 하지만 중환자들은 마지막 호흡의 시간을 좀 더 뒤로, 그것도 가능하면 아주 뒤로 연기시킬 수는 없는 것인지에 대한 답을 듣고 싶어 합니다.

더욱이 65세 미만의 젊은 환자들이라면 심한 만성폐질환에 걸린 경우 폐 이식에 대한 가능성을 시기적절하게 생각해보는 것이 좋습니다. 설령 환자가 비교적 안정적으로 보이더라도, 필요한 조치를 병이 악화되기 전에 준비하는 게 낫습니다.

독일에서는 매년 300명 넘는 환자의 폐 이식수술이 진행됩니다. 대부분 환자들은 폐섬유증, 만성폐쇄성폐질환, 낭포성섬유증 때문에 새 장기를 이식받습니다. 폐섬유증과 만성폐쇄성폐질환에서는 우수한 기능 균형의 회복을 위해 하나의 폐엽 이식으로도 충분한 경우가 대부분입니다. 예를 들어 독일 대중 가수였던 롤란트 카이저는 심한 만성폐쇄성폐질환로 인해 2010년 폐 이식을 받았고, 반년이 채 지나지 않아 다시 무대 위에 섰습니다.

아, 물론 예외는 있습니다. 낭포성섬유증의 경우 이 환자들은 대부분 만성 폐 염증을 가지고 있기 때문에 양쪽 폐엽을 새것으로 교체해야 합니다. 그렇게 해서 새로운 장기가 남은 폐엽으로부터 마저 감염되는 것을 막는 겁니다. 새로운 폐는 당사자에게는 새로운 삶을 의미하지만, 사실 시한부 해법일 뿐입니다. 모터를 바꾸면 모든 것이 잘될 것이라고 생각하지만, 대부분 그렇게 되지 않습니다. 면역체계가 타인의 장기를 거부하지 않게 하기 위해, 이식 후에도 면역을 제어하는 약을 꾸준히 복용해야 하기 때문입니다.

이것은 폐 안에서 하나의 특별한 균형을 잡는 일입니다. 한편으로는 잘 기능하는 면역 방어가 병균을 퇴치하기 위해 급히 필요하지만, 다른 한 편으로는 이 세포들이 목표물을 넘어 기증받은 장기를 공격해서는 안 되는 것입니다. 그래서 폐 이식을 받은 환자들에게서는 감염과 방어 반응이 신장이나 심장 같은 다른 장기를 이식받았을 때에 비해 더 많습니다.

환자 중 약 절반이 넘는 사람들이 폐 이식 후 5년 정도 생존합니다. 이 기간 역시 다른 장기 이식자들에 비해 짧습니다. 복잡한 선택 기준과 이용 가능한 기증 장기의 결여로 폐 이식은 소수의 만성 폐 질환자들을 위해서만 고려될 수 있습니다. 중환자들 대부분이 기회조차 주어지지 않습니다.

암 환자들과의 교류는 몇 가지 특별한 점에서 만성 폐질환 환자들과의 교류보다 단순합니다. 암 환자에게 죽음과 죽어가는 것에 대한 대화는 무리한 요구가 아닙니다. 오히려 그 반대로, 대부분 환자들이 언젠가는 그런 대화를 기대하고 적극적으로 원하기도 합니다. 암은 결국 언제나 죽음과의 게임이라는 것은 사실 모두가 다 알고 있으니까요.

하지만 심한 만성 폐 질환 환자들과 죽음이라는 주제로 대화를 하는 것은 훨씬 더 어려운데, 냉정한 숫자가 명확한 결과를 보여주는 경우에도 그렇습니다. 말기 만성폐쇄성폐질환, 진행이 많이 된 폐 섬유증, 성인의 낭포성섬유증. 이들에게는 통계 수치상 암 환자들보다도 더 짧은 생존 시간이 남아있는 경우가 가끔 있습니다.

어떻게 이야기를 꺼내야 할까요? 당사자의 병세가 정말로 악화될 때까지 기다려야 할까요? 아니면 질병 초기부터 환자에게 죽음을 대비하라고 말해야 할까요? 사람 일은 언제나 모르는 겁니다. 안정적 상태에 있는 환자들조차도 급성 악화로 인해 단기간 내에 병이 심하게 악화되고, 직접적으로 생명이 위독해질 수 있습니다.

폐 질환 환자들은 이 환자들이 정말로 얼마나 심하게 아픈 것인지가 과소평가되는 경우가 많습니다. 20%도 안 되는 폐 기능을 가졌던 환자들을 많이 봐왔지만, 다들 스스로 걸어서 진료받으러 왔거든요. 대화 중에도 거의 아무렇지 않은 모습입니다. 이들의 병이 위중해서 생명이 위태롭다는 것에 대해서 어떻게 이야기를 나눠야 할까요? 만일 그렇게 하면 흔히 "저 아직 그 정도는 아니에요, 의사 선생님."이라는 대답을 듣게 됩니다. 병의 진행상에서 너무 일찍 이런 주제들을 내뱉는 것은 환자에게 쇼크를 주고, 심지어는 분노하게 할 수도 있습니다. 하지만 너무 늦게 말하거나, 전혀 말해주지 않으면 그것 역시 내 정당한 일이 아닙니다.

거의 모든 암 환자들은 의사에게서 생존 기회에 대한 솔직한 대답을 듣고 싶어합니다. 시간이 얼마나 남았나요? 내가 무엇을 기대할 수 있죠? 평소 꿈꾸던 여행, 멀리 사는 친지 방문, 손녀의 초등학교 입학식, 아이의 출생, 나는 이 모든 것을 다 겪을 수 있나요? 왜 심한 만성병 환자들은 이런 기회를 가지면 안 될까요? 잘 못된 배려심 때문에? 잔인한 현실을 의사에게서 듣는 것이 구글을 통해 알게 되는 것보다 낫지 않을까요?

암 환자와 마찬가지로 의학은 심한 만성폐질환 환자에게도 언젠가는 한계에 부딪힙니다. 그렇게 되면 무엇을 해야 하죠? 두 손을 꼭 모으나요? 환자에게는 의사의 얼굴에 '이제 더 이상 좋은 방도가 떠오르지 않는다는 표정'보다 무서운 것은 없습니다. 그 어떤 치료법이 더 이상 듣지 않아도, 환자들은 무너지지 않습니다. 그들은 이미 두려움, 불만, 통증, 호흡곤란을 가지고 있습니다. 무엇을 더 해야 하죠?

어떤 환자들은 호흡기기를 가지고 집에서 도움을 받습니다. 산소 흡입은 개인적 이동성과 자기결정능력을 유지하는 데 도움이 되고, 호흡곤란과 같은 증상을 완화시킵니다. 하지만 기계에 대한 종속상태, 작동이나 기계 고장으로의 두려움, 신체적 오작동이라는 눈에 보이는 낙인은 많은 환자에게 삶의 질에 대한 심각한 개입을 뜻합니다.

폐의 죽음은 다른 만성질병들과 마찬가지로 긴 시간 동안 진행됩니다. 한 순간에 코드 뽑듯이 사라지는 게 아닙니다. 죽음의 첫 단계는 몇 주간이나 지속될 수 있는데, 칩거, 사회적 접촉과 활동의 중단, 갈증과 식욕의 감소, 침대 생활의 증가와 함께 시작되는 단계입니다. 호흡은 힘이 들고, 이따금씩 무호흡도 나타나며, 팔다리에 물이 차는 경우도 많습니다.

마지막 죽음의 본격적인 단계에서 당사자들은 깨어나지 않거나, 거의 깨우기가 힘듭니다. 혈압이 내려가고 호흡은 불규칙적이며 무호흡으로 중단되는 경우도 많습니다. 이 단계는 가족들에게 매우 괴로운 시간입니다. 사랑하는 사람의 몸은 여전히 거기 있지만, 그와 동시에 없는 것처럼 보이기도 하기 때문입니다. 이 시기에는 많은 생각들이 떠오릅니다. 너 지금 무슨 생각을 하는 거니? 무엇을 느끼지? 내 말을 듣고 있어? 통증을 느끼니?

죽어가는 자가 마지막으로 유지하는 감각은 청각이라고 합니다. 그러니 여러분 눈에 보일 만한 반응을 보이지 않더라도, 가족들이 이야기를 나누고 그를 위해 여기 있음을 표현해주는 것이 중요합니다. 최후의 숨결까지 말입니다. 마음을 잘 다잡길 바랍니다. 여러분이 너무 슬퍼하지 않길 바라며.

9.

호흡이라도 늦지 않으려면

폐는 부러지거나 찢어지지 않습니다. 대부분 우리의 조용한 은둔형 동반자일 뿐, 존재하는 것은 알지만 (흡연자가 아니라면) 망각하기 쉬워요. 하지만 폐는 그 어떤 기관보다 소중합니다. 그런데도 지침처럼 내려오는 건 "담배 피우지 마세요!"뿐이잖아요. 물론 맞습니다. 담배만 피우지 않는다면 대체로 해결됩니다. 그래도 이 책을 읽는 여러분은 폐를 사랑하게 됐으면 좋겠네요. 어떤가요. 폐를 조금은 사랑하게 됐나요? 그렇다면 이제 마지막 장을 읽을 준비가 된 겁니다. 지금부터 제가 알려주는 5가지 간단한 규칙으로, 젊고 건강한 폐를 가져보세요!

약간의 오염도 감수하지 마세요

여러분은 여태껏 폐를 소중히 다루었나요? 폐를 위해 저지른 선행이 악행을 넘어서나요? 물론 무균실 수준으로 깨끗할 필요는 없지만, 적어도 악행이 선행을 넘어서선 안 됩니다.

폐를 아껴주는 건 생각하는 것보다 간단합니다. 여러분도 이미 알고 있을걸요? 담배만 안 피워도 절반은 성공입니다. 그리고 공기 좋은 곳에 가서 사세요. 건강한 식사, 생산적인 취미 활동, 주체적 삶까지 함께하면 완벽하네요. 아! 식수에는 단 1g의 화학물질도 용납하지 마세요. 어떤가요. 아주 쉽죠?

말도 안 된다고 생각하고 있나요? 오늘날 우리는 너무나도 쉽게 "약간의 오염은 감수해야지."라고 말합니다. 정말 그런가요? 현대인들은 대부분 이사 가기 전에 지하철역, 병원, 학교, 편의점 위치를 꼼꼼히 확인합니다. 하지만 공기의 질은? 그렇게까지 중요한 요소가 아니죠.

앞으로 우리는 거주지를 고르는 기준으로 대기오염도를 더 깐깐하게 여겨야 합니다. 아이들을 키우는 가정이라면 더 중요하죠. 당연한 말이지만, 아이들의 폐는 유해물질로 오염된 지역보다 깨끗한 공기에서 더 잘 성장합니다.

그럴 수 없다면, 가끔 산림욕이라도 즐기세요. 산림욕은 마음을 안정시키고 혈압을 낮춥니다. 특히 숲의 공기 중 성분은 염증을 완화하는 효과를 가지고 있습니다. 산림욕은 이미 만성폐쇄성폐질환 같은 기도 질환의 치료요법으로도 실험되고 있죠. 산책 1~2시간만으로도 환자의 폐 기능, 우울증, 염증 수치를 개선합니다. 깨끗한 공기의 효과는 결코 미신이 아닙니다. 오히려 반드시 챙길 필수품 같은 거예요.

규칙적인 사우나

이미 알고 있겠지만, 감기나 기관지염은 그렇게까지 심한 병이 아닙니다. 무덤행 직행버스는 아닌 거죠. 조금 앓는다고 해서 폐의 면역체계를 손상시키지 않습니다. 그래도 기도에 적당한 휴식시간을 주세요. 거기에는 충분한 영양섭취와 규칙적인 운동, 호흡 연습이 속합니다.

특히 기관지의 가장 마지막 구석까지도 공기가 잘 통하도록 해주세요. 폐의 청소 장치를 튼튼하게 유지해주거든요. 규칙적인 사우나도 도움이 됩니다. 사우나의 수증기는 순환계에 부담이 덜 되면서도, 기분 좋은 체험을 위한 대안이 될 수 있습니다. 무엇보다 여러분 주위에 감기가 유행하면 비누로 손을 자주 씻어주세요. 너무 당연한 일이지만, 의외로 지키는 사람은 많이 없습니다.

아무리 건강한 폐라 하더라도 모든 위협을 쉽게 물리칠 수는 없습니다. 이미 병들었다면 더욱더 어렵고요. 폐렴 같은 질병은 반드시 병원에 가야 합니다. 더 좋은 것은 아예 그 상태까지 오지 않도록 하는 것입니다. 폐렴구균과 인플루엔자 바이러스는 대부분 백신으로 예방할 수 있으니까요. 귀찮더라도 예방주사는 꼬박꼬박 맞으세요.

폐에 좋은 식품들

음식 섭취는 절대 몸을 병들게 하기 위한 것이 아닙니다. 찔리시는 분들 많겠죠? 그렇다고 보디빌더 대회 나가는 것처럼 엄격하게 관리하라는 건 아닙니다. 무엇이든 적당한 게 중요하니까요. 식단 관리는 폐를 건강하게 유지하기 위한 가장 가성비 좋은 방법입니다. 폐는 무엇보다도 해로운 영향에 대한 최선의 보호를 위해, 산소 유리기의 해독을 지원하고 면역세포의 면역기능을 개선하는 영양분이 필요합니다.

그중에서도 비타민, 무기질, 미량원소, 아미노산, 필수지방산, 중요한 2차적 식물 성분인 폴리페놀, 플라보노이드는 꼭 필요합니다. 또한 프로바이오틱 요구르트, 식물성 섬유질, 비타민 D 같은 식품 함유 성분은 알레르기 리스크를 낮춰줍니다. 영양분을 통해 비타민 A, C, E를 너무 적게 섭취하는 사람은 최대 100mL 더 낮은 폐 용적을 가지고, 천식, 기관지염, 만성폐쇄성폐질환에 걸릴 확률이 더 높아집니다. 비타민 E와 비타민 D, 글루타티온은 면역 세포의 방어기능에도 중요하며 알레르기 원인의 극성반전 반응을 막아줍니다.

우리의 근육은 50세부터 점점 쇠퇴하게 됩니다. 충분한 단백질 섭취에 주의하세요. 꼭 고기가 아니어도 괜찮습니다. 콩에 들어 있는 식물성단백질로 충분해요. 유청단백질로도 충당할 수 있습니다. 유청단백질에는 아미노산인 시스테인과 글루타민이 풍부한데, 이것은 유리기 제거제인 글루타티온을 생성하는 데 꼭 필요합니다.

무엇보다 균형 잡힌 식단은 체중을 관리에도 도움이 됩니다. 이것 역시 폐를 위해 좋습니다. 과체중은 천식의 위험 요인이고, 무엇보다도 내장지방은 염증을 촉진해 만성기관지염과 만성폐쇄성폐질환을 조장합니다. 자, 그럼 이제 건강한 폐를 위한 식품들을 알아볼까요?

- **뿌리(강황, 생강, 마늘, 당근, 양파)** 항산화 작용 비타민, 플라보노이드, 퀘르세틴을 함유하여 염증을 완화하고 항생 효과가 있습니다.
- **과일(딸기, 귤, 레몬, 바나나)** 레스베라트롤, 안토시아닌, 플라보노이드, 비타민 A, C, E를 함유합니다.
- **잎채소(케일, 시금치)** 항산화제, 비타민, 무기질(엽산, 철, 칼륨, 칼슘)을 함유합니다.
- **콩** 식물성단백질, 철, 마그네슘, 규소를 제공합니다.
- **견과류(호두, 아몬드, 캐슈넛)** 비타민 E, 항산화제, 불포화지방산을 함유합니다.
- **허브(고수, 바질)** 비타민 A, E, C, K를 함유하고 염증을 완화하며 음식의 맛을 더해줍니다.
- **지방(생선, 아보카도)** 오메가3 지방산, 비타민 A, D, E를 함유합니다. 프로바이오 요구르트는 비타민 D와 칼슘을 함유하고 장의 미생물군유전체를 조절하며 알레르기를 예방합니다.

어떤가요. 여러분이 좋아하는 음식이 좀 있나요? 물론 싫어도 먹어야 합니다. 다시 말하지만, 음식 섭취는 몸에 해가 되면 안 됩니다. 꼭 명심하길 바랄게요.

염증을 줄이는 운동법

조금 식상하게 들리겠지만, 폐를 느끼기 위해서 운동하는 것보다 더 좋은 방법은 없습니다. 강도는 상관없습니다. 스포츠는 이완이며, 심신을 맑게 하고, 중요한 것을 하찮은 것으로부터 분리합니다. 우리의 폐가 1분당 60번이 넘는 펌프질을 하게 되면, 육체가 비록 조금 따갑고 삐걱거려도 행복감을 느낄 겁니다. 우리의 사고는 온전히 호흡에 머무는 거죠.

다시 말하지만, 풀코스 마라톤을 뛰라는 소리가 아닙니다. 무엇이든 하세요. 지금 당장 소파를 박차고 나가세요. 앉아만 있는 것은 새로운 방식의 흡연입니다. 약간의 육체 활동만으로도 벌써 섬모운동이 활발해지고 면역세포가 강화됩니다. 아무 활동이나 괜찮습니다. 기왕이면 몸을 많이 쓰는 격한 운동이 좋겠지만요. 뭐든지 무리하다간 탈나기 마련입니다.

운동은 하루에 1시간만 해도 염증을 줄이고, 만성폐쇄성폐질환과 천식 환자의 호흡곤란 발작을 예방합니다. 그뿐만이 아닙니다. 우울증 증세도 개선하고, 골다공증을 효과적으로 예방합니다.

어떤가요? 갑자기 운동이 하고 싶어지지 않나요? 아! 당연히 근력도 늘어나겠죠. 폐를 위해서라면 과체중을 막아야 하는데, 복부지방은 횡격막을 방해하여 폐의 환기를 저해하기 때문입니다. 다른 건 몰라도 운동은 꼭 하세요. 제발요!

힘 빼고 호흡하세요

호흡 훈련은 2가지 목적을 달성합니다. 자율신경계에 영향을 미쳐 스트레스를 줄이고 안정감을 가지는 데 도움이 되는데, 그와 동시에 호흡근 역시 강화된다는 것입니다. 그래 봤자 헬스장에서 점수를 따지는 못한다는 건 인정합니다. 탄력 있는 횡격막은 뭐 어디 보여줄 수 있는 게 아니니까요.

그래서요? 아무도 보지 않는다고 해도 그 대가는 큽니다. 의식적이고 옳은 호흡은 정신을 안정시키고, 근육과 정신을 이완시키며, 몸 안에 쌓인 긴장을 풀게 하거나 예방합니다.

우리는 일상에서 폐 용적의 아주 작은 부분만을 사용하고 있습니다. 그러니 호흡이 짧아지는 거죠. 현대인들은 할 일이 너무 많습니다. 급하게 쓰고 있는 보고서, 몇 시간 남지 않은 발표, 중요한 프로젝트. 이 모든 것은 숨 쉬는 것보다 중요하게 여겨집니다. 숨쉬기는 전적으로 뇌간에 맡깁니다. 결국 이 장기가 하는 일이 그거니까요.

하지만 애석하게도 뇌간은 근본적으로 게으름뱅이여서, 가까스로 운영될 정도로만 상태를 유지합니다. 이 과정에서 우리는 산소를 부족하게 공급받습니다. 그 결과 쉽게 피곤하고, 매사에 무기력해집니다.

이제 호흡에서 긴장을 뺄 시간이 왔습니다. 이때 가장 도움이 되는 것은 구조가 정해진 순서, 즉 요가의 호흡법입니다. 호흡법은 내면의 고요를 바라고, 무엇보다 스트레스를 해소하고 싶을 때 가장 적당합니다. 깊고 의식적인 호흡은 신체 내의 유리기 부담을 줄이고 감염을 예방합니다.

그뿐만 아니라 정기적으로 호흡법을 사용하는 사람은 다른 이들에 비해 스트레스에 덜 취약합니다. 호흡법이 완전하게 몸을 건강하게 해주는 것은 아니지만, 최소한의 저항력을 키워주거든요. 확실한 것은 이따금 의식적이고 적극적으로 자기 자신으로 돌아가는 사람이 그 누구보다 더 많은 것을 누리고 산다는 것입니다. 그 순간 폐는 우리를 돕습니다.

마지막으로 크게 숨을 내쉬세요

그거 아세요? 사랑에는 2가지 종류가 있습니다. 마음에서 단숨에 나오는 사랑과 이성이라는 길로 돌아나오는 사랑. 사랑하는 것을 언제나 다 이해할 필요는 없습니다만, 대부분 이해하는 것을 사랑하면서 사는 게 더 쉽습니다.

폐를 살펴보는 것도 비슷한 일 아니겠습니까? 이 책으로 폐를 이해했으니 이젠 사랑해야죠. 이해로 사랑을 부추기는 것이라고 해도 괜찮습니다. 사랑하게 도울 수 있다면 더욱더 좋습니다. 사랑하면 등한시하지 않고, 방치하지 않으니까요.

우리가 사는 세상을 설계하는 건 온전히 우리에게 달려 있습니다. 우리의 내면세계 없이는 그 어떤 것도 외부의 현실 세상에 반향을 울리지 못해요. 폐에 관해 쓰면서 왜 이런 얘기를 하냐고요? 여러분, 여태껏 어쩌다 우리 안에 폐가 자리하고 있는지 궁금해한 적 있나요? 그런 적 없다면 이 이상한 장기에 대한 호기심, 우리는 보지도 듣지도 못하는, 감각도 없고 고통을 느끼지도 못하는 듯한 이 장기를 궁금해하세요. 이 책이 여러분을 그렇게 만들었으면 좋겠습니다.

　　어렵게 생각하지 마세요. 이 책은 의료인을 위한 교재가 아닙니다. 학술서도 아니에요. 폐에 대한 단편집이라고 하는 게 좋겠네요. 물론 저도 사람이기 때문에 어떤 것은 주관적이고, 또 너무 지나치게 강조하거나 단순화했을 수도 있습니다. 하지만 사실을 바탕으로, 제 최선의 지식과 양심에 따라 집필했습니다. 그러니 저를 조금은 믿어주시길 바랍니다. 아무쪼록 모두 건강하시기를!

진성림
고운숨결내과 원장, 호흡기내과 전문의

인제대학교 의과대학을 졸업하고, 같은 대학에서 내과와 호흡기내과 전문의를 수료했다. 현재 고운숨결내과 대표원장, 고려대학교 의과대학 외래교수로 재직 중이다. 네이버 지식in에 호흡기 상담 글 3만 건을 작성하고, 하이닥 '베스트 상담의'로 5년 연속 선정되는 등 호흡기 환자들의 '숨결'을 위해 누구보다 애쓰고 있다. 2015년 폐결핵의 치료에 헌신한 공로를 인정받아 보건복지부 장관 표창장을 받았다. 집필한 저서로는 《호흡기 질환에 대하여》, 《숨 쉴 때마다 네가 필요해》, 《하늘아! 미세먼지 어떡해?》가 있다.

- Absurde Dieselpanik. FOCUS online vom 5.9.2017; https://www.focus. de/finanzen/karriere/berufsleben/dieselpanik-wegen-grenzwertluege-politikignoriert-zweifel-am-grenzwert-40-mikrogramm_id_7378545. html (Zugriff am 5.3.2018).
- Alexander, F.: Psychosomatic medicine: its principles and applications. Norton, New York, 1950.
- Arnold, C. Black lung in Appalachia. Environmental Health Perspectives 2016;124: A13 ff.
- Astuti, Y. et al.: Cigarette smoking and telomere length: A systematic review of 84 studies and meta-analysis. Environmental Research 2017;158:480 ff.
- A Woman Was Killed by a Superbug Resistant to All 26 American Antibiotics. The Atlantic vom 13.01.2017. Abrufbar unter: https://www. theatlantic.com/health/archive/2017/01/a-superbug-resistant-to-26-antibiotics-killed-a-woman-itll-happen-again/513050/ (Zugriff am 12.03.2018).
- Ayres, J. et al.: Climate change and respiratory disease: European Respiratory Society position statement. European Respiratory Journal

2009;34:295 ff.

- Bayram, H. et al.: Environment, Global Climate Change, and Cardiopulmonary Health. American Journal of Respiratory and Critical Care Medicine 2017;195:718 ff.
- Beeh, K. et al.: Pathogenese des Asthma bronchiale. Medizinische Klinik 2001;96:15 ff.
- Brunekreef, B. et al.: Ten Principles for clean air. European Respiratory Journal 2012;39:525 ff.
- Burki, N. et al.: Mechanisms of Dyspnea. Chest 2010;38:1196 ff.
- Butler, J. et al.: Evidence for Adult Lung Growth in Humans. New England Journal of Medicine 2012;367:244 ff.
- Carl Vogel: Die letzte Krankheit Goethe's. In: Journal der practischen Heilkunde (1833) 3-32. Abrufbar unter: http://www.staff.uni-giessen.de/gloning/tx/1833cvog.htm (Zugriff am 12.03.2018).
- Cohen, A. et al.: Estimates and 25-year trends of the global burden of disease attributable to ambient air pollution: an analysis of data from the Global Burden of Diseases Study 2015. Lancet 2017;389:1907 ff.
- Cohen, S. et al.: Emotional Style and Susceptibility to the Common Cold. Psychosomatic Medicine 2003;65:652 ff.
- Cooper, S. et al.: Effect of two breathing exercises (Buteyko and pranayama) in asthma: a randomised controlled trial. Thorax 2003;58:674 ff.
- Cordell, B. et al.: A Case Study of Gut Fermentation Syndrome (Auto-Brewery) with Saccharomyces cerevisiae as the Causative Organism. International Journal of Clinical Medicine 2013;4:309 ff.
- Crystal, R. et al. (Hg.): The Lung. Scientific Foundations. 2nd Edition, Lippincott-Raven, Philadelphia, 1997.
- Cui, L. et al.: The Microbiome and the Lung. Annals of the American Thoracic Society 2014;11, Supplement 4: S227 ff.
- Dakin, E. Forwarding Memorandum. 1953. Ness Motley Law Firm Documents. https://www.industrydocumentslibrary.ucsf.edu/tobacco/docs/#id=ymby0042; (Zugriff am 2.3.2018).
- Das Bundesdieselamt. Die Zeit 32/2017. http://www.zeit.de/2017/32/autoindustrie-abgasskandal-bundeskanzleramt-abgaswerte (Zugriff am

20.03.2018).

- D'Amato, G. et al.: Thunderstorm-related asthma attacks. Journal of Allergy and Clinical Immunology 2017;139:1786 ff.
- Dein Recht auf saubere Luft. Deutsche Umwelhilfe e.V. https://www. youtube.com/watch?v=dCvfo4SB1Ns (Zugriff am 20.03.12018).
- Denny, N. et al.: An airway traffic jam: a plastic traffic cone masquerading as bronchial carcinoma. British Medical Journal Case Reports 2017; doi:10.1136/bcr-2017-220514.
- Devereux, G. et al.: Why don't we give chest patients dietary advice? Thorax 2001;56 Supplement II:ii15 ff.
- Dhom, G.: Zur Geschichte des Bronchialkarzinoms. Pneumologie 2004;58:680 ff.
- Die erfundenen Toten. SPIEGEL ONLINE vom 15.03.2018. http:// www.spiegel.de/politik/deutschland/dieselgate-2-die-erfundenen-toten-a-1198225.html (Zugriff am 20.03.2018).
- Doll R., et al.: Smoking and carcinoma of the lung. British Medical Journal 1950;2:739 ff.
- Du, G. et al.: A fatal outbreak of ST11 carbapenem-resistant hypervirulent Klebsiella pneumoniae in a Chinese hospital. Lancet Infectious Diseases 2018;18:37 ff.
- Fitting, J.: From breathing to respiration. Respiration 2015;89:82 ff.
- Gianotti, R. et al.: Fecal Microbiota Transplantation. From Clostridium difficile to Inflammatory Bowel Disease. Gastroenterology&Hepatology 2017;13:209 ff.
- Gillissen, A., Welte, T. (Hg.): Weißbuch Lunge 2014. Frisch Texte Verlag, Herne, 2014.
- Global Burden of Disease 2015 Collaborators: Estimates of the global, regional, and national morbidity, mortality, and aetiologies of lower respiratory tract infections in 195 countries: a systematic analysis for the Global Burden of Disease Study 2015. Lancet Infectious Diseases 2017;17:1133 ff.
- Global Burden of Disease Tuberculosis Collaborators: The global burden of tuberculosis: results from the Global Burden of Disease Study 2015.

Lancet Infectious Diseases 2018;18:261 ff.

- Gonzalez-Diaz, S. et al.: Psychoneuroimmunoendocrinology: clinical implications. World Allergy Organization Journal 2017;10:19 ff.
- Gottlieb, M. et al.: Pneumocystis carinii pneumonia and mucosal candidiasis in previously healthy homosexual men: evidence of a new acquired cellular immunodeficiency. New England Journal of Medicine 1981;305:1425 ff.
- Guyenet, P. et al.: Neural Control of breathing and CO2 homeostasis. Neuron 2015;87:946 ff.
- Harding, R. et al. (Hg.): The Lung. Development, Aging and the Environment. Elsevier Academic Press, London, 2004.
- Herring, M. et al.:Growth of alveoli during postnatal development in humans based on stereological estimation. American Journal of Lung Cellular and Molecular Physiology 2014;307:L338 ff.
- Houtmeyers, E. et al.: Regulation of mucociliary clearance in health and disease. European Respiratory Journal 1999;13:1177 ff.
- Huang, J. et al.: The role of the lung microbiome in health and disease. American Journal of Respiratory and Critical Care Medicine 2013; 187:1382 ff.
- Ich liebe Dich — Clowns und Helden (Text/Musik: Carsten Pape, Bernd Westermann).
- Irwin, R. et al.: Diagnosis and Management of Cough Executive Summary. Chest 2006;129 Supplement 1:1S ff.
- Jazbinsek, D. et al.: Tabakerhitzer. Streit um rauchfreie Alternative. Deutsches Ärzteblatt 2018;115: 100 ff.
- Jerath, R. et al.: Physiology of long pranayamic breathing. Medical Hypotheses 2006;67:566 ff.
- Kallieris, D.: Biegebelastungstests und Mineralgehaltsbestimmung an menschlichen Knochen. In: Barz, J. (Hg.): Fortschritte in der Rechtsmedizin. Springer Verlag Berlin, Heidelberg, 1983.
- Kant, I.: Schriften zur Anthropologie, Geschichtsphilosophie, Politik und Pädagogik1, Suhrkamp-Taschenbuch-Verlag, Frankfurt am Main, 1977, S. 386 ff.

- Kessler, N.: Zweifelhafter Bitcoin Boom. Der Aktionär 51/2017, 52 ff.
- Khan, S. et al.: Molecular and physiological manifestations and measurement of aging in humans. Aging Cell 2017;16:624 ff.
- Kluger, R.: Ashes to Ashes. America's Hundred-Year Cigarette War, the Public Health, and the Unabashed Triumph of Philip Morris. Knopf/Random House, New York, 1996.
- Konietzko, N. (Hg.): Bronchitis. Urban&Schwarzenberg, München, Wien, Baltimore, 1995.
- Lake, I. et al.: Climate Change and future pollen allergy in Europe. Environmental Health Perspectives 2015;125:385 ff.
- Landrigan, P. et al.: The Lancet Commission on Pollution and Health. Lancet 2018;391:407ff.
- Lelieveld, J, et al.: The contribution of outdoor air pollution sources to premature mortality on a global scale. Nature 2015;525:367 ff.
- Lippert, H.: Lehrbuch Anatomie. 2. Auflage. Urban&Schwarzenberg, München, Wien, Baltimore, 1990.
- Love will tear us apart − Joy Division (Text/Musik: Bernard Sumner, Peter Hook, Stephen Morris, Ian Curtis).
- Lund-Palau, H. et al.: Pseudomonas aeruginosa infection in cystic fibrosis: pathophysiological mechanisms and therapeutic approaches. Expert Reviews in Respiratory Medicine 2016; 10:685 ff.
- Maher, T.: Does cancer get too much attention? BBC News Health vom 03.10.2014. http://www.bbc.com/news/health-29363887 (Zugriff am 21.03.2018).
- Mazzone, S. et al.: Vagal afferent innervation of the airways in health and disease. Physiology Reviews 2016;96:975 ff.
- McGowan, P. et al.: Epigenetic regulation of the glucocorticoid receptor in human brain associates with childhood abuse. Nature Neuroscience 2009;12:342 ff.
- McNally, L. et al.: Building the microbiome in health and disease: niche construction and social conflict in bacteria. Philosophical Transactions of the Royal Society London. Series B, Biological Sciences 2015;370:pii 20140298.

- McNeill, A. et al.: Evidence review of e-cigarettes and heated tobacco products 2018: A report commissioned by Public Health England. London, Public Health England.
- Meiners, S. et al. Hallmarks of the aging lung. European Respiratory Journal 2015;45:807 ff.
- Merkel: Mit Umwelt-Anforderungen an Autos nicht übertreiben. Frankfurter Allgemeine vom 08.03.2017. http://www.faz.net/aktuell/wirtschaft/diesel-affaere/kanzlerin-vor-abgas-ausschuss-merkel-mit-umweltanforderungen-an-autos-nicht-uebertreiben-14915331.html (Zugriff am 20.03.2018).
- Navarro, S. et al. Regeneration of the aging lung: a mini-review. Gerontology 2017;63:270 ff.
- Ngai, S. et al.: Tai Chi for Chronic Obstructive Pulmonary Disease (COPD). Cochrane Database Systematic reviews 2016;7:CD009953.
- Nowak, D. et al.: Positionspapier der Deutschen Gesellschaft für Pneumologie und Beatmungsmedizin e.V. (DGP) zur elektronischen Zigarette (E-Zigarette). Pneumologie 2015;69:131 ff.
- Ochsner A. Corner of history: my first recognition of the relationship of smoking and lung cancer. Prev Med 1973;2:611–614.
- Okely, J. et al.: Wellbeing and chronic lung disease incidence: The Survey of Health, Ageing and Retirement in Europe. PLoS One 2017;12: e0181320.
- Ouwehand A. et al.: Probiotic approach to prevent antibiotic resistance. Annals of Medicine 2016;48:246 ff.
- Patel, B. et al.: Smoking related COPD and facial wrinkling. Is there a common susceptibility? Thorax 2006;61:568 ff.
- Philip Morris places anti-smoking advertisement in papers. BBC News vom 02. Januar 2018. http://www.bbc.com/news/business-42539142 (Zugriff am 20.03.2018).
- Plass, D. et al.: Entwicklung der Krankheitslast in Deutschland. Ergebnisse, Potenziale und Grenzen der Global Burden of Disease-Studie. Deutsches Ärzteblatt International 2014; 111: 629 ff.
- Proctor, R.: The history of the discovery of the cigarette lung cancer

link: evidentiary traditions, corporate denial, global toll. Tobacco Control 2012;21:87 ff.

- Quinn, R. et al.: Ecological networking of cystic fibrosis lung infections. Nature Partner Journals Biofilms and Microbiomes 2016;2:4 ff.
- Read, B.: Dylan Thomas. Rowohlt Taschenbuch, Reinbek, 1989.
- Reuland, A.: Menschenversuche in der Weimarer Republik. Books on Demand, Norderstedt, 2004.
- Rindfleisch E. Lehrbuch der Pathologischen Gewebelehre. 3. Auflage. Leipzig: Engelmann, 1873: 403 ff. Robert Koch-Institut (Hg.): Bericht zum Krebsgeschehen in Deutschland. Zentrum für Krebsregisterdaten im Robert KochInstitut, 2016. DOI 10.17886/rkipubl-2016-014.
- Rossetti, C.: Complete Poems. Penguin Classics, London, 2005.
- RUHR / LUFT-REINIGUNG: Zu blauen Himmeln. Der Spiegel 33/1961. Abrufbar unter: http://www.spiegel.de/spiegel/print/d-43365482.html (Zugriff am 12.03.2018).
- Sandberg, S. et al.: Asthma exacerbations in children immediately following stressful life events. Thorax 2004;59:1046 ff.
- Saoji, A. et al.: Effects of yogic breath regulation. A narrative review of scientific evidence. Journal of Ayurveda and Integrative Medicine 2017;http://dx.doi.org/10.1016/j.jaim.2017.07.008.
- Schaal, S., Kunsch, K., Kunsch, S.: Der Mensch in Zahlen. 4. Auflage, Springer Berlin, Heidelberg, 2016.
- Schittny, J.: Development of the lung. Cell Tissue Research 2017;367:427 ff.
- Schmidt, G. et al.: Results of 49 Cadaver Tests Simulating Frontal Collision of Front Seat Passengers. SAE Technical Paper 741182, 1974; https://sae.org/publications/technical-papers/content/741182/ (Zugriff 26.06.2018).
- Schober, W. et al.: Deutsches Krebsforschungszentrum (2015) E-Zigaretten und E-Shishas: Welche Faktoren gefährden die Gesundheit? Aus der Wissenschaft – für die Politik, Heidelberg.
- Schott, H. (Hg.): Die Chronik der Medizin. Chronik Verlag,, Dortmund, 1993.

- Schröder, A. et al.: Misophonia: Diagnostic Criteria for a New Psychiatric Disorder. PLoS One 2013;8:e54706.
- Seiskari, T. Et al.: Allergic sensitization and microbial load--a comparison between Finland and Russian Karelia. Clinical and Experimental Immunology 2007;148:47 ff.
- Severinghaus, J. et al.: Ondine's curse— Failure of respiratory center automaticity while awake. Clinical Research 1962;10:122 ff.
- Siegal, F. et al.: Severe acquired immunodeficiency in male homosexuals, manifested by chronic perianal ulcerative herpes simplex lesions. New England Journal of Medicine 1981;305:1439 ff.
- Silicosis in the Gemstone-Processing Industry: loopholes in China's OSH laws. Asia Monitor Resource Centre 2007-03-01. Issue No. 61-62 October 2006-March 2007. Abrufbar unter: https://www.amrc.org.hk/content/silicosisgemstone-processing-industry-loopholes-chinas-osh-laws (Zugriff am 12.03.2018).
- Stocks, J. et al.: Early lung development: lifelong effect on respiratory health and disease. Lancet Respiratory Medicine 2013;1:728 ff.
- Suglia, S. et al.: Maternal intimate partner violence and increased asthma incidence in children: buffering effects of supportive caregiving. Archives of Pediatrics and Adolescence Medicine 2009;163:244 ff.
- Taubenberger, J. et al.: 1918 Influenza: the mother of all pandemics. Emerging Infectious Diseases 2006;12:15 ff.
- The Philip Morris Files. Reuters Investigates. https://www.reuters.com/investigates/special-report/pmi-who-fctc/ (Zugriff am 20.03.2018).
- Thomas, D.: The Poems. Dent&Sons Ltd., London, 1990.
- Thunderstorm asthma: ninth person dies from rare weather event in Melbourne. The Guardian International vom 25.01.2017. Abrufbar unter: https://www.theguardian.com/weather/2017/jan/25/thunderstorm-asthmaninth-person-dies-from-rare-weather-event-in-melbourne (Zugriff am 12.03.2018).
- Toellner, R. (Hg.): Illustrierte Geschichte der Medizin, 6 Bände. Andreas&Andreas, Verlagsanstalt Vaduz, 1992.
- Togias, A.: Rhinitis and Asthma: Evidence for Respiratory System

Integration. Journal of Allergy and Clinical Immunology 2003;111:1171 ff.

- U.S. Public Health Service. Surgeon General's advisory committee on smoking and health. Washington, DC: U.S. Government Printing Office; 1964. Publication No. 1103.
- Unfallforschung: Rammbock in die Flanke. Der Spiegel 48/1993. Abrufbar unter: http://www.spiegel.de/spiegel/print/d-13682541.html (Zugriff am 12.03.2018).
- von Leupoldt, A. et al.: Behavioral Medicine Approaches to Chronic Obstructive Pulmonary Disease. Annals of Behavioural Medicine 2012;44:52 ff.
- Wilks, S. et al.: Lectures on Pathological Anatomy. Second Edition. London: Churchill, 1875: 351 ff.; https://book.google.de/books?id=7kNaWk-TWL0C.
- Winkle, S.: Kulturgeschichte der Seuchen. Artemis&Winkler, Düsseldorf, Zürich, 1997.
- Winn W.: Legionnaires disease: historical perspective. Clinical Microbiology Reviews 1988. 1: 60 ff.
- Witschi, H.: A short History of Lung Cancer. Toxicological Sciences 2001;64:4 ff.
- Wittwer, H. (Hg.): Sterben und Tod: Geschichte, Theorie, Ethik. Springer, Berlin, Heidelberg, 2010.
- Wolfe, T.: Schau heimwärts, Engel. Neuübersetzung von Irma Wehrli. Manesse, Random House, München, 2009.
- World Health Organization. Ambient air pollution. a global assessment of exposure and burden of disease. WHO 2016.
- Wright, R.: Moving towards making social toxins mainstream in children's environmental health. Current Opinions in Pediatrics 2009;21:222 ff.
- Yoganandan, N. et al.: Thoracic Deformation and Velocity Analysis in Frontal Impact. Journal of Biomechanical Engineering 1995; 117: 48 ff.
- Zimmerman, M.: Mummies of the Arctic Regions.In: Spindler K. et al. (Hg.): Human Mummies. The Man in the Ice, vol 3. Springer, Wien, 1996.

젊게, 오래 살려면 폐를 지켜라

2023년 3월 2일 초판 1쇄 발행

지은이 카이 미하엘 베에 **옮긴이** 노선정 **감수자** 진성림
펴낸이 박시형, 최세현

책임편집 류지혜 **디자인** 정아연
마케팅 양봉호, 양근모, 권금숙, 이주형 **온라인마케팅** 신하은, 정문희, 현나래
디지털콘텐츠 김명래, 최은정, 김혜정 **해외기획** 우정민, 배혜림
경영지원 홍성택, 김현우, 강신우 **제작** 이진영
펴낸곳 (주)쌤앤파커스 **출판신고** 2006년 9월 25일 제406-2006-000210호
주소 서울시 마포구 월드컵북로 396 누리꿈스퀘어 비즈니스타워 18층
전화 02-6712-9800 **팩스** 02-6712-9810 **이메일** info@smpk.kr

ⓒ 카이 미하엘 베에(저작권자와 맺은 특약에 따라 검인을 생략합니다)
ISBN 979-11-6534-690-4 (13510)

쌤앤파커스(Sam&Parkers)는 독자 여러분의 책에 관한 아이디어와 원고 투고를 설레는 마음으로 기다리고 있습니다. 책으로 엮기를 원하는 아이디어가 있으신 분은 이메일 book@smpk.kr로 간단한 개요와 취지, 연락처 등을 보내주세요. 머뭇거리지 말고 문을 두드리세요. 길이 열립니다.